Markus Wiesenauer
Pädiatrische Praxis der Homöopathie

Pädiatrische Praxis der Homöopathie

Markus Wiesenauer

Hippokrates Verlag Stuttgart

CIP-Titelaufnahme der Deutschen Bibliothek
Wiesenauer, Markus:
Pädiatrische Praxis der Homöopathie / Markus Wiesenauer. –
Stuttgart: Hippokrates, 1989
ISBN 3-7773-0918-4

Anschrift des Verfassers:
Dr. med. Markus Wiesenauer
In der Geiß 8
7056 Weinstadt 5

Wichtiger Hinweis

Medizin als Wissenschaft ist ständig im Fluß. Forschung und klinische Erfahrung erweitern unsere Kenntnisse, insbesondere was Behandlung und medikamentöse Therapie anbelangt. Soweit in diesem Werk eine Dosierung oder eine Applikation erwähnt wird, darf der Leser zwar darauf vertrauen, daß Autoren, Herausgeber und Verlag größte Mühe darauf verwandt haben, daß diese Angabe genau dem **Wissensstand bei Fertigstellung** des Werkes entspricht. Dennoch ist jeder Benutzer aufgefordert, die Beipackzettel der verwendeten Präparate zu prüfen, um in eigener Verantwortung festzustellen, ob die dort gegebene Empfehlung für Dosierungen oder die Beachtung von Kontraindikation gegenüber der Angabe in diesem Buch abweicht. Das gilt nicht nur bei selten verwendeten oder neu auf den Markt gebrachten Präparaten, sondern auch bei denjenigen, die vom Bundesgesundheitsamt (BGA) in ihrer Anwendbarkeit eingeschränkt worden sind.
Geschützte Warennamen (Warenzeichen) werden nicht besonders kenntlich gemacht. Aus dem Fehlen eines solchen Hinweises kann also nicht geschlossen werden, daß es sich um einen freien Warennamen handelt.

ISBN 3-7773-0918-4

Printed in Germany 1989
Satz und Druck: Clausen & Bosse, Leck
Gesetzt aus der Times, Linotron 202

Inhalt

Vorwort

Der nun vorliegende dritte Band der Reihe »Praxis der Homöopathie« wendet sich ebenfalls an den niedergelassenen Kollegen mit dem Ziel, homöotherapeutische Möglichkeiten häufiger Krankheitsbilder der Pädiatrie aufzuzeigen. Von daher will das Buch keinen Anspruch auf Vollständigkeit erheben.

Das bisherige Echo auf die Reihe zeigt sehr deutlich, daß ein hoher Bedarf für eine didaktisch aufgearbeitete Homöotherapie besteht. Der Konzeption des Buches wurden eigene Erfahrungen sowie eine kritisch gesichtete Literatur zugrunde gelegt.

Erneut danke ich dem Hippokrates Verlag für die überaus rasche und dennoch sorgfältige Realisierung.

Sommer 1989 *Markus Wiesenauer*

Homöotherapie in der Pädiatrie

Die Konzeption des Buches setzt diagnostische und klinische Erfahrungen voraus. Der Aufbau erfolgte in Anlehnung an die übliche Literatur, wobei in der Praxis häufig vorkommende Krankheitsbilder besprochen werden.
Der Anspruch der Homöotherapie ist als Erweiterung üblicher Behandlungskonzepte zu verstehen, nicht aber pauschal als Alternativ-Therapie. Die Überlegung für eine Anwendung der Homöotherapie bezieht sich auf die überwiegend empirischen Beobachtungen, daß auch und gerade in der Pädiatrie akute und chronische Erkrankungen mit Homöopathika effizient und risikoarm behandelt werden können. In entsprechenden Fällen (Abb. 1, Seite 24) kann dies dennoch ein gleichzeitiges Therapieren mit chemisch-synthetischen und homöopathischen Arzneimitteln bedeuten, wobei der prinzipielle Stellenwert hygienischer und diätetischer Maßnahmen unbestritten bleibt. Im übrigen lassen sich bei gegebener Indikation neben einer homöopathischen Behandlung andere Naturheilverfahren ebenfalls adjuvant einsetzen (vgl. Literaturhinweise).
Der homöopathische Therapieansatz basiert auf der Ähnlichkeitsregel, wonach das Arzneimittelbild (Pharmakodynamik) und das Krankheitsbild (individueller Krankheitsstatus) möglichst ähnlich sein sollen.
Das Krankheitsbild erfaßt die individuell ausgeprägten phänomenologischen Erscheinungen im Sinne des subjektiven Befindens zusammen mit den objektiven Befunden; dies wird mit dem aus unterschiedlichen Quellen entstandenen Arzneimittelbild verglichen. Bei möglichst genauer Übereinstimmung zwischen Krankheitsbild und Arzneimittelbild ist das Homöopathikum indiziert. Das Vorgehen basiert auf der Simile-Regel »Similia similibus curentur« (Ähnliches werde durch Ähnliches geheilt). Ein solch individualisierendes Vorgehen – bedingt durch das homöopathische Behandlungsprinzip – erklärt zugleich die mehr deskriptive Darstel-

lung der Wirkungsprofile homöopathischer Arzneimittel, zumal die Homöopathie in hohem Maße als Erfahrungswissenschaft verstanden werden muß.
Eine Behandlung mit Homöopathika erfordert ein pragmatisches Vorgehen; im einzelnen lassen sich praxisrelevant die folgenden drei Wirkungsgruppen unterscheiden:

Organotropie/Histiotropie

Die Wirkung dieser Homöopathika richtet sich auf ein Organsystem bzw. Gewebe. Oftmals können die damit verbundenen Erkrankungen mit einigen typischen Symptomen (»Syndrom«) charakterisiert werden. Dies entspricht weitgehend einer Homöotherapie nach klinischen Diagnosen.

Beispiel: Hydrocele testis → Apis mellifica D6.
Insektenstiche → Ledum palustre D6.

Funktiotropie

Die Wirkung dieser Homöopathika geht insofern über eine rein syndromatische Indikation hinaus, als zur Arzneimittelwahl (Differentialtherapie) weiterführende Hinweise auf das Krankheitsgeschehen notwendig sind.
Funktiotrop wirkende Homöopathika sind insbesondere zur Initial- und Intervall-Therapie geeignet (Abb. 2, Seite 65).

Beispiel: Plötzlicher Krankheitsbeginn mit raschem Fieberanstieg und Schüttelfrost; harter, voller Puls; trokken-heiße Haut. Ängstliches, unruhiges Verhalten → Aconitum napellus D6.
Allmählicher Beginn mit mäßiggradigem Fieber und starkem Frieren; dunkelrotes, heißes Gesicht mit kalten Händen und Füßen. Benommen und schläfrig → Gelsemium sempervirens D6.

Personotropie

Die Wirkung dieser Homöopathika erfaßt das konstitutionelle Geschehen und den Krankheitsablauf in umfassender Weise. Personotrope Homöopathika werden zur Langzeitbehandlung chronischer Prozesse eingesetzt und entsprechen einer homöopathischen Behandlung par excellence durch ihre tiefgreifende Beeinflussung der Krankheit. Daraus resultiert ihre bevorzugte Anwendung beispielsweise bei Asthma bronchiale, Neurodermitis.

Beispiel: Adipöses, schweres Kind mit wenig Selbstbewußtsein; träges Verhalten, dennoch rasch ermüdbar. Beständig frierend.
Kräftiger Appetit, oftmals Abneigung gegen Süßigkeiten. Klagen über Bauchschmerzen und anhaltendem Hungergefühl. Chronische Obstipation. Hautbelastung wie Ekzem, Neurodermitis bei Neigung zur Superinfektion mit übelriechenden, klebrigen Sekreten → Graphites.
Kapriziöse und eigenwillige Kinder mit auffallendem Stimmungswechsel und ständigem Seufzen; widersprüchliches Verhalten, launisch.
Verhaltensauffälligkeiten als Folge von psychischen Traumen. Ausgeprägte Empfindlichkeit gegen Geräusche → Strychnos ignatii.

Nach derzeitigem Erkenntnisstand ist die Behandlung mit Homöopathika als Regulationstherapie im Sinne eines therapeutischen Reizes zu verstehen. Dementsprechend soll auf die Actio (Reiz) des Homöopathikums die Reactio (Antwort) des Organismus folgen.
Praktisch zeigt sich dies darin, als der kranke Organismus unterschiedlich reagibel auf Homöopathika ist. Die Dosierung beinhaltet die Potenz (= Arzneistärke, üblicherweise als Dezimalpotenz »D« eingesetzt) und die Gabenfolge (= Applikationsfrequenz). Als orientierenden Hinweis finden sich diese Angaben bei jedem Homöopathikum, wobei beides im wesentlichen auch vom Arzneigrundstoff (pflanz-

liche, tierische, mineralische Stoffklasse) und von der Krankheitsdynamik (akut, chronisch) abhängt.
In der Pädiatrie werden bevorzugt Globuli und Tabletten eingesetzt; Dilutionen sollten wegen des Alkoholgehaltes in Wasser verdünnt werden.
Dabei entsprechen (3–)5 Globuli = (3–)5 Tropfen = 1 Tablette (sie können auch zerstoßen werden).

Dosierungsrichtlinien

Bei eintretender Besserung ist das Intervall entsprechend zu verlängern!

Stadium	Applikationsfrequenz	Beispiel
Perakut	alle 2–3 Minuten 3 Globuli / 1 Tablette	Kollaps
Akut	alle halbe oder volle Stunde 3 Globuli / 1 Tablette	Fieberhafter Infekt
Subakut	alle 2 Stunden 3 Globuli / 1 Tablette	Zahnungsdurchfälle
Chronisch	2–3× täglich 5 Globuli / 1 Tablette oder seltener	Ekzem

Homöopathika können individuell kombiniert werden; sie stehen aber auch als fixe Kombination im Sinne eines Komplexmittels mit klinischer Indikationsangabe zur Verfügung.
Als Basistext für das vorliegende Buch empfiehlt sich der Band »Praxis der Homöopathie« (*Hippokrates* Verlag, Stuttgart); dort sind die Wirkungsprofile der einzelnen Homöopathika ausführlich beschrieben.

I Pränatale Prophylaxe

Prinzipiell wird die übliche Schwangerschaftsvorsorge durchgeführt.
Bei hereditärer Belastung durch die Eltern – den sogenannten Diathesen im Sinne individueller Krankheitsanlagen – empfiehlt sich die Eugenische Kur (nach *Vannier*) als pränatale Prophylaxe. Sie wird nach folgendem Schema mit Nosoden und – als Begleittherapie – einem Calcium-Derivat durchgeführt:

Sulfur D200	mens II
Tuberkulinum D200	mens III
Medorrhinum D200	mens IV
Luesinum D200	mens V

jeweils als Einzelgabe 3 Globuli (die angegebenen Monate verstehen sich als Empfehlung, da die Kur zum frühestmöglichen Zeitpunkt begonnen werden sollte).
Als Begleittherapie ist je nach Konstitution und Typ der Mutter eines der folgenden Homöopathika indiziert.

Calcium carbonicum

Adipöse, phlegmatische, frostige Patientin; ängstliche, auch melancholische Stimmung. Pastöses Gewebe bei Neigung zu verschleppten Krankheitszuständen mit Neigung zu Schweißen und rezidivierenden Atemwegsinfekten.

Dosierung: D 12, 2 × täglich 1 Tablette

Calcium fluoratum

Hastige, fahrig wirkende Patientin; scheinbar selbstbewußt, auch mit aggressiven Zügen. Hyperthyreotischer Phänotyp. Konstitutionell besteht meist eine Bindegewebsschwäche.

Dosierung: D 12, 2 × täglich 1 Tablette

Calcium phosphoricum

Nervöse, schreckhafte, asthenische Patientin, leicht erschöpfbar; Inappetenz, Kopfschmerzen (»Neurasthenie«).

Dosierung: D 12, 2 × täglich 1 Tablette

Hinweis: Erkrankungen während der Schwangerschaft, Geburtsvorbereitung und Wochenbett.
Vgl. → Gynäkologisch-geburtshilfliche Praxis der Homöopathie
Hippokrates-Verlag, Stuttgart 1987

II Erkrankungen der Neugeborenenperiode

Häufiger vorkommende Beschwerden und Erkrankungen der Neugeborenenperiode sind im folgenden – soweit homöotherapeutisch relevant – alphabetisch aufgelistet. Grundsätzlich konkurriert die Homöotherapie nicht mit intensiv-medizinischen und/oder chirurgischen Maßnahmen, wobei eine homöopathische Begleit- und Nachbehandlung durchaus möglich ist (z. B. geburtstraumatische Schädigungen).

Hinweis: Vgl. auch → die jeweiligen Organerkrankungen sowie → *Konstitutionsmittel* (Seite 133).
Bei viral bedingten Beschwerden und Erkrankungen kann zusätzlich zum Konstitutionsmittel die entsprechende Nosode (z. B. Toxoplasmose D30) jeweils als Einmalgabe 3 Globuli in mehrwöchigen Abständen zwei- bis dreimal und abschließend als D200 eingesetzt werden.

Aconitum napellus

Urinverhaltung post partum; auch als Folge von Schrecksituationen.

Dosierung: D30, 3 Globuli als Einmalgabe (situativ wiederholen)

Aethusa cynapium

Unverträglichkeit von Muttermilch mit Erbrechen und Durchfall. Schlechtes Aussehen; Mattigkeit (CAVE: Exsikkose).

Dosierung: D6, 2–3 × täglich 3 Globuli

Symptomatik	Arzneimittel
Anurie	Aconitum napellus
Choreatiforme Bewegungen	Amanita muscaria
Erhöhter Bilirubinspiegel	Natrium sulfuricum
Frakturen	Calcium phosphoricum
Hydrozele	Apis mellifica
Hydrozephalus	Helleborus niger
Infektionen	Lachesis mutus
Konjunktivitis	Medorrhinum
Krampfzustände	Cuprum metallicum
Muttermilch-Unverträglichkeit	Aethusa cynapium
Pemphigoid	Rhus toxicodendron
Verlegte Nasenatmung	Luffa operculata
Verletzungen von Nervengewebe	Hypericum perforatum
Verletzungen an Weichteilen	Arnica montana

Apis mellifica

Ödematöse Schwellungen; Einlagerung von Flüssigkeit (Hydrozele).

Dosierung: D6, 2–3 × täglich 3 Globuli

Amanita muscaria (Agaricus)

Koordinationsstörungen wie z. B. unkoordinierte Bewegungen und Zuckungen. Nystagmus.

Dosierung: D 12, 1–2 × täglich 3 Globuli

Arnica montana

Geburtstraumatische Schädigung der Weichteile mit Hämatombildung (z. B. Kephalhämatom, Muskelverletzung).

Dosierung: D 6, 2–3 × täglich 3 Globuli

Calcium phosphoricum

Geburtsbedingte Frakturen, z. B. Clavicula, Oberarm oder Oberschenkel.

Dosierung: D 6, 1 × täglich 1 Tablette (zum Auflösen!)

Cuprum metallicum

Krampfneigung mit typisch eingeschlagenen Daumen. Periphere Zyanose; Stridor laryngius congenitus. Singultus; Pylorospasmus.

Dosierung: D 12, 2–3 × täglich 3 Globuli
D 30, 2 × wöchentlich 3 Globuli

Helleborus niger

Hydrozephalus mit Benommenheit und Automatismen der Extremitäten (als Adjuvans).

Dosierung: D 6, 2–3 × täglich 3 Globuli

Hypericum perforatum

Geburtsbedingte Nervenverletzung, wie z. B. Lähmung des Plexus brachialis, Erbsche Lähmung.

Dosierung: D6, 2–3 × täglich 3 Globuli

Hinweis: Bei verzögert eintretender Besserung D30 1–2 × wöchentlich 3 Globuli

Lachesis mutus

Bei Infektionen unabhängig des Organbefalls als Adjuvans.

Dosierung: D12, 2 × täglich 3 Globuli

Luffa operculata

Verlegte Nasenatmung mit zähflüssigem Sekret.

Dosierung: D6, 2 × täglich 3 Globuli

Medorrhinum

Konjunktivitis mit verklebten Lidrändern.

Dosierung: D30, 3 Globuli als Einmalgabe (situativ wiederholen)

Natrium sulfuricum

Bei erhöhtem Bilirubinspiegel als Folge mangelhafter Anpassung (als Adjuvans).

Dosierung: D 12, 2 × täglich 3 Globuli

Rhus toxicodendron

Bläschenartige Hauteffloreszenzen (Pemphigoid).

Dosierung: D 12, 2 × täglich 3 Globuli

III Infektionskrankheiten

- Fieberhafter Infekt
- Erkrankungen durch Viren
- Erkrankungen durch Bakterien

Fieberhafter Infekt

Akut fieberhafte Infekte haben oftmals einen gleichförmigen Verlauf. Durch eine frühzeitige Homöotherapie erübrigt sich meist die sonst übliche symptomatische Therapie.
Aus praktischer Erfahrung läßt sich feststellen, daß unter einer homöopathisch-biologischen Behandlung Fieberkrämpfe nur selten zu beobachten sind. Ihre Akut-Behandlung hat symptomatisch zu erfolgen.
Bei Fieberkrämpfen (einfach/kompliziert) sollte frühzeitig mit einer konstitutiotropen Behandlung begonnen werden, vgl. auch → *Konstitutionsmittel* (Seite 133).

Symptomatik	Arzneimittel
Fieberhafter Infekt mit raschem Temperaturanstieg	Aconitum napellus
Fieberhafter Infekt mit beginnender Organmanifestation	Atropa belladonna
Infekt mit Übelkeit und Erbrechen	Eupatorium perfoliatum
Fieber- und Entzündungsstadium	Ferrum phosphoricum
Infekt mit subfebrilen Temperaturen	Gelsemium sempervirens
Fieberhafter Atemwegsinfekt	Matricaria chamomilla

Hinweis: Bei deutlicher Organmanifestation: vgl. auch die unter den jeweiligen Organerkrankungen genannten Homöopathika.

Aconitum napellus

Plötzlicher Beginn mit raschem Fieberanstieg und Schüttelfrost; harter, voller Puls. Die Pupillen sind eher eng, das Gesicht blaß. Die Haut ist trocken. Es besteht eine große Unruhe und Angst.
Häufig als Folge trockener Kälte.

Dosierung: D6, anfangs bis zu stündlich 3 Globuli

Atropa belladonna (Belladonna)

Stürmischer Beginn des Infekts mit Frieren und raschem Temperaturanstieg. Hochrotes Gesicht, klopfende Karotiden. Die Haut ist trocken-heiß oder schweißig-feucht (Lyse). Große Überempfindlichkeit gegen Geräusch, Licht und Berührung; fiebrig-delirant. Beginnende Organmanifestation mit katarrhalisch trockener Schleimhautentzündung.

Dosierung: D6, anfangs bis zu stündlich 3 Globuli

Ferrum phosphoricum

Fieber- und Entzündungsstadium bei ansonsten symptomarmen Patienten. Beginn mit Frösteln und Durstgefühl, weicher Puls; Gesichtsfarbe blaß/rot wechselnd. Schleimhautkatarrh der Luftwege mit Lymphadenopathie; Otitis media.

Dosierung: D6, anfangs bis zu stündlich 1 Tablette

Eupatorium perfoliatum

Frösteln und Fieber mit rotem Gesicht. Auffälliges Durstgefühl mit Verlangen nach kaltem Getränk; Übelkeit und Erbrechen sowie starke Knochenschmerzen. Kopf- und Halsschmerzen, trockener und schmerzhafter Husten.

Dosierung: D4, anfangs bis zu stündlich 3 Globuli

Gelsemium sempervirens

Eher allmählicher Beginn mit mäßiggradigem Fieber, Schüttelfrost und starkem Frieren. Dunkelrotes, heißes Gesicht mit kalten Händen und Füßen, benommen und schläfrig (»wie betäubt«). Nackenkopfschmerzen, beginnende katarrhalische Symptome.

Dosierung: D6, anfangs bis zu stündlich 3 Globuli

Matricaria chamomilla (Chamomilla)

Fieberhafter Atemwegsinfekt, katarrhalische Otitis media; Zahnungsbeschwerden.
Ärgerlich gereizte Stimmung, sehr ungeduldig bei großer Schmerzempfindlichkeit (»Schreitouren«). Wechselweises Schwitzen und Frieren; einseitige Gesichtsröte; erhitzte Stirn mit Schweißen.

Dosierung: D6, anfangs bis zu stündlich 3 Globuli

Abb. 1 Homöotherapie häufiger Infektionskrankheiten des Kindesalters

Erkrankung	Akut- Behandlung	Nach- Behandlung	Seite
3-Tage-Fieber	×	×	24
Fieberhafter Infekt	●	×	21
Herpes simplex	×	×	107
Masern	×	×	26
Molluscum contagiosum	×	×	110
Mumps	×	×	28
Pfeiffersches Drüsenfieber	●	×	29
Ringelröteln	×	×	32
Röteln	×	×	31
Windpocken	×	×	32
Keuchhusten	●	×	34
Scharlach	●	×	36

Der Punkt (●) bedeutet, daß eine freie Kombination von konventioneller und homöopathischer Therapie notwendig werden kann.

Erkrankungen durch Viren

Virusbedingte Erkrankungen im Kindesalter lassen sich homöopathisch gut beherrschen, wobei erfahrungsgemäß bakterielle Superinfektionen vermieden werden können. Keine Indikation für eine Homöotherapie sind z. B. Kinderlähmung oder Tollwut. Möglich ist aber eine homöopathische Nachbehandlung mit der entsprechenden Nosode sowie dem individuell gewählten Konstitutionsmittel.

3-Tage-Fieber (Exanthema subitum)

Es besteht über 3(–5) Tage hohes Fieber; nach Lyse tritt zumeist ein diskretes Exanthem auf.

Hinweis: Vgl. auch → *Fieberhafter Infekt* (Seite 21).

Symptomatik	Arzneimittel
Rascher Fieberanstieg mit Schüttelfrost	Aconitum napellus
Hochrotes Gesicht, fiebrig heiß	Atropa belladonna
Große Schmerzempfindlichkeit	Matricaria chamomilla

Aconitum napellus

Plötzlicher Beginn mit raschem Fieberanstieg und Schüttelfrost; harter, voller Puls. Die Pupillen sind eher eng, das Gesicht blaß, die Haut trocken. Große Unruhe und Ängstlichkeit.

Dosierung: D6, anfangs bis zu stündlich 3 Globuli

Atropa belladonna (Belladonna)

Stürmischer Beginn des Infekts mit Frieren und raschem Temperaturanstieg. Hochrotes Gesicht, klopfende Karotiden. Die Haut ist trocken-heiß oder schweißig-feucht. Große Überempfindlichkeit gegen Geräusche, Licht und Berührung. Kräftig rotes Exanthem.

Dosierung: D6, anfangs bis zu stündlich 3 Globuli

Matricaria chamomilla (Chamomilla)

Fiebrig; ärgerlich gereizte Stimmung, sehr ungeduldig bei großer Schmerzempfindlichkeit (»Schreitouren«). Schwitzen und Frieren im Wechsel; einseitige Gesichtsröte, erhitzte Stirn mit Schweißen.

Dosierung: D6, anfangs bis zu stündlich 3 Globuli

Masern (Morbilli)

Dreitägiges Prodromalstadium mit katarrhalischen Symptomen und Auftreten der Koplik-Flecken; nach kurzem Fieberabfall erneuter Anstieg mit Bildung von konfluierenden Makulopapeln als Exanthemstadium.

Hinweis: Für das Prodromalstadium eignen sich die unter → *Fieberhafter Infekt* genannten Homöopathika (Seite 24).

Symptomatik	Arzneimittel
Reichliches Bronchialsekret	Ammonium carbonicum
Starke Augenbeschwerden und -Reizung	Euphrasia officinalis
Trockener, bellender Husten	Euspongia officinalis
Typische Masern-Symptomatik	Pulsatilla pratensis

Pulsatilla pratensis

Zäh-schleimige Sekretion, Konjunktivitis mit Lichtscheu, trockener, nachts vermehrter Husten; beginnende Otitis. Fieber ohne Durstgefühl. Gedunsenes Gesicht, weinerliches Verhalten (typische Masern-Symptomatik).

Dosierung: D6, 3–4 × täglich 5 Globuli

Euphrasia officinalis

Starke katarrhalische Reizung der Konjunktiven mit Lichtscheu, Tränenfluß und Blepharospasmus. Mildes Nasensekret, mäßiggradiger Husten und schwach entwickeltes Exanthem.

Dosierung: D4, 3–4 × täglich 5 Globuli

Euspongia officinalis (Spongia)

Trockener Husten, sehr bellend, rauhe, heisere Stimme mit nächtlicher Verschlechterung.

Dosierung: D6, 3–4 × täglich 5 Globuli

Ammonium carbonicum

Zähes, reichliches Bronchialsekret mit Schleimrasseln und Atemnot; verlegte Nasenatmung.
Kreislaufschwache Kinder von zumeist adipöser Statur.

Dosierung: D6, 3 × täglich 1 Tablette

Hinweis: Sulfur D30 5 Globuli als Einmalgabe bei mäßiggradiger Exanthembildung.
Zur Nachbehandlung eignet sich die Morbillinum-Nosode D30 (jeweils als Einmalgabe 5 Globuli in mehrwöchigem Abstand; insgesamt zwei- bis dreimal).

Mumps (Parotitis epidemica)

Schmerzhafte Schwellung der Parotis mit typischem Abheben des Ohrläppchens.

Symptomatik	Arzneimittel
Zumeist rechtsseitige Parotitis	Atropa belladonna
Zumeist linksseitige Parotitis	Rhus toxicodendron
Wechselseitiger Befall	Lycopodium
Reduziertes Allgemeinbefinden	Mercurius solubilis

Atropa belladonna (Belladonna)

Zumeist rechtsseitige Parotitis mit ausgeprägter Gesichtsrötung; fiebrig, heiße Haut, klopfende Karotiden. Große Licht- und Berührungsempfindlichkeit.

Dosierung: D6, 3–4 × täglich 5 Globuli

Lycopodium

Zumeist rechtsseitige Parotitis mit anschließendem Befall der Gegenseite; Mitreaktion der Halslymphknoten. Protrahierter Verlauf.

Dosierung: D12, 2–3 × täglich 5 Globuli

Mercurius solubilis

Parotitis bei starker Mitbeteiligung des lymphatischen Systems als Lymphadenopathie; Foetor ex ore mit Speichelfluß; übelriechende Fieberschweiße. Auch bei Orchitis als Begleitreaktion.

Dosierung: D12, 2–3 × täglich 5 Globuli

Rhus toxicodendron

Eher linksseitige Parotitis mit Fieber und nächtlicher Unruhe. Ausgeprägt sind die Glieder- und Muskelschmerzen.

Dosierung: D 12, 2–3 × täglich 5 Globuli

Pfeiffersches Drüsenfieber (Mononucleosis infectiosa)

Reduziertes Allgemeinbefinden; membranöse Tonsillenbeläge, generalisierte Lymphdrüsenschwellung und Hepato-Splenomegalie bei typischem Blutbild.
Je nach Schwere des klinischen Bildes werden die genannten Homöopathika zusätzlich eingesetzt.

Symptomatik	Arzneimittel
Ödematöse Schwellung	Apis mellifica
Mitreaktion des Lymphsystems	Lachesis mutus
Reduziertes Allgemeinbefinden	Mercurius cyanatus
Verzögerte Rekonvaleszenz	Chininum arsenicosum

Apis mellifica

Ödematöse Schwellung von Uvula und Tonsillen bei insgesamt heftigen Krankheitserscheinungen. Auffallend geringes Durstgefühl bei trockenen Schleimhäuten. Der Patient ist unruhig, das Gesicht rot.

Dosierung: D 6, 3–4 × täglich 5 Globuli

Mercurius cyanatus

Graue Tonsillenbeläge; Fieber, Lymphadenopathie mit Schwäche und Abgeschlagenheit. Foetor ex ore, übelriechende Fieberschweiße.

Dosierung: D6, 3–4 × täglich 5 Globuli

Lachesis mutus

Deutlich reduziertes Allgemeinbefinden; linksseitige Tonsillen sind oftmals stärker betroffen. Schleimhäute livide. Große Berührungsempfindlichkeit bei auffallender Wärmeunverträglichkeit.

Dosierung: D12, 2–3 × täglich 5 Globuli

Chininum arsenicosum

Verzögerte Rekonvaleszens mit remittierenden Fieberschüben; großes Schwächegefühl. Anhaltende Splenomegalie.

Dosierung: D6, 2–3 × täglich 1 Tablette

Röteln (Rubeolae)

Es besteht überwiegend eine nuchale Lymphadenopathie mit im Gesicht beginnendem Exanthem.

Symptomatik	Arzneimittel
Hellrotes, ödematöses Exanthem	Apis mellifica
Plötzlicher Beginn mit Fieber	Atropa belladonna
Mäßiggradiges Fieber, Lymphadenopathie	Ferrum phosphoricum
Anhaltende Lymphadenopathie	Barium carbonicum

Apis mellifica

Tonsillen blaß-rot, Rachenhinterwand verstrichen; hellrotes, ödematöses Exanthem mit Brennschmerz, sehr berührungsempfindlich mit Kältebesserung.

Dosierung: D6, 3–4 × täglich 5 Globuli

Atropa belladonna (Belladonna)

Plötzlicher Beginn als fieberhafter Infekt mit Frieren und raschem Temperaturanstieg. Hochrotes Gesicht, klopfende Karotiden.
Große Überempfindlichkeit gegen Licht, Geräusch sowie Berührung; kräftig rotes Exanthem.

Dosierung: D6, 3–4 × täglich 5 Globuli

Ferrum phosphoricum

Mäßiggradiges Fieber, weicher Puls mit auffallendem Wechsel der Gesichtsfarbe (blaß/rot). Schleimhautkatarrh, Lymphknotenschwellungen.

Dosierung: D6, 3–4 × täglich 1 Tablette

Barium carbonicum

Persistierende Lymphadenopathie (derb, hart); insbesondere auch bei Kindern mit lympathischen Reaktionen im Sinne rezidivierender Infekte und Erkältungsneigung.

Dosierung: D12, 2 × täglich 1 Tablette

Hinweis: Zur Nachbehandlung eignet sich Sulfur D30 (5 Globuli als Einmalgabe).

Ringelröteln (Erythema infectiosum)

Fieber, katarrhalischer Infekt, auch Arthralgien mit erythematösem Exanthem im Gesicht, an Extremitäten und Rumpf. Im wesentlichen sind die unter → *Röteln* genannten Homöopathika zu berücksichtigen (Seite 31).

Windpocken (Varizellen)

Mit Fieber und Allgemeinsymptomen auftretende Effloreszensen: Makula, Papula, Vesikula, Kruste. Typisch ist ihr gleichzeitiges Bestehen als sog. »Sternenhimmel«.

Symptomatik	Arzneimittel
Plötzlicher Beginn, kräftiges Exanthem	Atropa belladonna
Bläschenstadium	Rhus toxicodendron
Stadium der Krustenbildung	Antimonium crudum

Hinweis: Bei sehr starkem Juckreiz hat sich die gleichzeitige Anwendung einer Eigenblut-Nosode bewährt: C7, 1 × täglich 3 Tropfen (n. *H. Imhäuser*).

Atropa belladonna (Belladonna)

Plötzlicher Beginn mit Fieber und kräftig rotem Exanthem; starke Berührungsempfindlichkeit; Lichtscheu.

Dosierung: D6, 3–4 × täglich 5 Globuli

Rhus toxicodendron

Brennende und juckende Bläschen mit anfangs serösem Inhalt, von einem roten Hof umgeben. Neigung zu Infektion.

Dosierung: D12, 2–3 × täglich 5 Globuli

Antimonium crudum

Stadium der Krustenbildung; das noch bestehende Exanthem ist stark juckend.

Dosierung: D12, 2–3 × täglich 1 Tablette

Hinweis: Zur Nachbehandlung eignet sich Sulfur D30 (5 Globuli als Einmalgabe).

Erkrankungen durch Bakterien

Die Behandlung bakteriell bedingterErkrankungen wird zumeist stationär durchgeführt. Sie sind somit keine Indikation für eine Homöotherapie. Möglich und sinnvoll ist aber die Nachbehandlung mit Homöopathika.
Keuchhusten und Scharlach sind zwei in der Praxis häufig vorkommende Erkrankungen im Kindesalter, die homöopathisch behandelt werden können (ggf. adjuvant).

Keuchhusten (Pertussis)

In 3 Stadien ablaufende Entzündung des Respirationstraktes mit einer Dauer zwischen ein bis mehrere Monate.
Die homöopathische Behandlung erfolgt phasenabhängig; eine zwingende Indikation für eine antibiotische Therapie besteht nicht.

Symptomatik	Arzneimittel
Stadium catarrhale	Ferrum phosphoricum
Trockene Hustenanfälle	Atropa belladonna
Anfallsweise auftretender Husten	Drosera
Hustenanfälle mit Auswurf	Dactylopius coccus
Erschöpfende Hustenanfälle	Cuprum metallicum

Ferrum phosphoricum

Schleimhautkatarrh mit Zeichen eines fieberhaften Infektes; trockener Husten, Fließschnupfen (Stadium catarrhale).

Dosierung: D6, 3–4 × täglich 1 Tablette

Atropa belladonna (Belladonna)

Sehr trockene, bellend-hohl klingende Hustenanfälle, bei denen das Kind vor Schmerzen weint. Wenig Schleimauswurf. Hochrotes, schweißiges Gesicht; weite Pupillen.

Dosierung: D6, 3–4 × täglich 5 Globuli

Drosera

Anfallsweise auftretender Husten, krampfartig und schmerzhaft, anfangs trocken. Auswurf und Erbrechen von glasig-zähem Schleim und Speiseresten. Oft auch verbunden mit Nasenbluten. Nächtliche Verschlechterung.

Dosierung: D 12, 2–3 × täglich 5 Globuli

Dactylopius coccus (Coccus cacti)

Krampfartige Hustenanfälle mit sehr zähem, strähnigem Sekret, welches nur schwer abgehustet werden kann.

Dosierung: D 6, 2-3 × täglich 5 Globuli

Cuprum metallicum

Erschöpfende Hustenanfälle mit Auswurf von zäh-schleimigem Sekret, auch verbunden mit Erbrechen. Langdauernde Anfälle mit Zyanose, nächtliche Verschlechterung. Besserung durch Kalttrinken.

Dosierung: D 6, 2–3 × täglich 1 Tablette

Hinweis: Zur Nachbehandlung (Stadium decrementi) eignet sich die Pertussinum-Nosode D 30 (5 Globuli in mehrwöchigen Abständen zwei- bis dreimal) sowie abschließend als D 200.
Bei anhaltendem Pertussis-ähnlichem Husten kann auch eine Eigenblut-Nosode eingesetzt werden.

Scharlach (Scarlatina)

Prodromalstadium mit fieberhafter Tonsillopharyngitis und anschließendem Exanthemstadium (Makulopapeln) sowie nachfolgender Abschuppung.
Die Anwendung der Homöopathika kann zusätzlich zur antibiotischen Therapie erfolgen.

Symptomatik	Arzneimittel
Typisches Scharlachexanthem	Atropa bella-donna
Geringe Miktion mit Proteinurie	Apis mellifica
Arthralgische Mitreaktion	Phytolacca americana

Hinweis: Bei nur mäßiggradiger Entwicklung des Exanthems: Sulfur D 30 (5 Globuli als Einmalgabe).

Atropa belladonna (Belladonna)

Enanthem mit Tonsillitis; Erdbeerzunge. Samtartiges, kräftig rotes Exanthem.
Fiebrig-heißes Gesicht, harter Puls.

Dosierung: D 6, D 12, 3–4 × täglich 5 Globuli

Apis mellifica

Ödematöse Schwellung von Uvula- und Rachenschleimhaut; stechende Schmerzen. Fiebrig-trockene Haut. Auffallend geringes Durstgefühl; geringe Miktion, Eiweiß im Urin.

Dosierung: D 6, 3–4 × täglich 5 Globuli

Phytolacca americana

Dunkelroter Rachen, Tonsillen mit Stippchen belegt; Schluckschmerzen, die bis in die Ohren ausstrahlen. Lymphadenopathie, oft auch arthralgische Begleitreaktion.

Dosierung: D6, 3–4× täglich 5 Globuli

Hinweis: Zur Nachbehandlung eignet sich die Scarlatina-Nosode D30 (5 Globuli als Einmalgabe in mehrwöchigen Abständen zwei- bis dreimal) sowie abschließend als D200.

IV Erkrankungen der Mundhöhle

- Erkrankungen der Zähne
- Entzündliche Erkrankungen

Erkrankungen der Zähne

Erkrankungen der Zähne (Zahnentwicklungsstörungen, Karies) können homöopathisch mitbehandelt werden, wobei eine Zusammenarbeit mit einem Zahnarzt unabdingbar ist.
Eine Zahn-Prophylaxe ist mit einer → *Konstitutionsbehandlung* möglich (Seite 133).

Symptomatik	Arzneimittel
Zahnextraktion	Arnica montana
Zahndurchbruch	Atropa belladonna
Zahnungsbeschwerden	Matricaria chamomilla

Arnica montana

Zustand nach zahnärztlichen Eingriffen; Wundschmerzen, Blutung.

Dosierung: D6, 2–3 × täglich 5 Globuli

Atropa belladonna (Belladonna)

Schmerzen beim Zahndurchbruch; hochrot glänzende Gingiva. Fiebrig-unruhig mit hochrotem Gesicht.

Dosierung: D6, 3–4 × täglich 5 Globuli

Matricaria chamomilla (Chamomilla)

Heftige Zahnbeschwerden mit entzündlich geröteter Gingiva. Gleichzeitig bestehen grün-schleimige Durchfälle. Große Schmerzempfindlichkeit; unleidliche Stimmung.

Dosierung: D6, 3–4 × täglich 5 Globuli.

Zähneknirschen

Das Zähneknirschen ist häufig ein Teilsymptom von Schlafstörungen und muß den psycho-somatischen Erkrankungen zugeordnet werden.

Symptomatik	Arzneimittel
Unruhiger Schlaf mit Aufschrecken	Atropa belladonna
Allgemeine Verspannung	Cuprum metallicum
Motorische Unruhe	Zincum metallicum

Hinweis: vgl. auch → *Konstitutionsmittel* (Seite 133) sowie *psychische Störungen* (Seite 120).

Atropa belladonna (Belladonna)

Zähneknirschen bei unruhigem Schlaf mit Aufschreien. Beim Aufwachen ängstliches Verhalten, große Pupillen, hochrotes Gesicht.

Dosierung: D12, abends 5 Globuli
D30, 1–2 × wöchentlich 5 Globuli

Cuprum metallicum

Zähneknirschen bei Neigung zu Krämpfen (typisch geballte Fäuste auch im Schlaf).
Psychisch sehr verspannt, auch aufgrund von schulischer Überforderung.

Dosierung: D 12, abends 5 Globuli
D 30, 1–2 × wöchentlich 5 Globuli

Zincum metallicum

Zähneknirschen verbunden mit Schlafstörungen (tags schläfrig, nachts schlaflos). Zuckungen im Schlaf, nächtliches Aufschrecken, Kopfrollen; Unruhe der Beine.

Dosierung: D 12, abends 5 Globuli
D 30, 1–2 × wöchentlich 5 Globuli

Störungen der Zahnentwicklung

Bei Zahnentwicklungs- wie auch Zahndurchbruchsstörungen, aber auch zur Kariesprophylaxe kann als interne Behandlungsmaßnahme die Homöotherapie zusätzlich eingesetzt werden, wobei differential-therapeutisch insbesondere Calcium-Derivate zu berücksichtigen sind.

Calcium carbonicum → Seite 135
Calcium fluoratum → Seite 135
Calcium phosphoricum → Seite 135

Hinweis: Bewährt haben sich Zwischengaben von Acidum silicicum (Silicea) D 30, 5 Globuli in 4wöchigen Abständen.

Karies

Eine sorgfältige Zahnpflege und Mundhygiene sind Voraussetzung für die Sanierung.

Symptomatik	Arzneimittel
Entzündung des Gewebes	Mercurius solubilis
Äußerlich sichtbare Defekte	Kreosotum
Stumpige Zähne	Delphinium staphisagria

Mercurius solubilis

Kariöse Zähne mit Entzündungsneigung des Gewebes. Leicht blutendes, schwammiges Zahnfleisch. Foetor ex ore; Speichelfluß.

Dosierung: D12, 1–2× täglich 5 Globuli

Kreosotum

Karies mit äußerlich sichtbaren Defekten und dunkler Verfärbung der Zähne.

Dosierung: D6, 2× täglich 1 Tablette

Delphinium staphisagria (Staphisagria)

Dunkel, schwärzlich verfärbte Zähne (bröckelig, stumpig); schwammiges, entzündetes Zahnfleisch.

Dosierung: D6, 2× täglich 5 Globuli

Entzündliche Erkrankungen

Entzündungen von Zahnfleisch (Gingivitis) und Mundschleimhaut (Stomatitis) haben vielfältigste Ursachen; der Soor als Pilzinfektion zeigt sich mit kalkspritzerartigen Flekken auf Zunge und Mundschleimhaut.

Symptomatik	Arzneimittel
Impetiginöse Effloreszenzen perioral und -nasal	Natrium tetraboracicum
Mundwinkelrhagaden	Acidum nitricum
Eitrig belegte Ulzerationen	Mercurius corrosivus
Septikämische Tendenz	Lachesis mutus

Natrium tetraboracicum (Borax)

Aphthöse Entzündungen; Soor. Starke Schmerzen, Nahrungsverweigerung. Impetiginisierte Effloreszenzen peroral - und nasal.

Dosierung: D6, 2–3 × täglich 1 Tablette

Acidum nitricum

Starke Entzündung mit Schmerzen, Blutungsneigung; Aphthen. Fauliger Mundgeruch, Mundwinkelrhagaden.

Dosierung: D12, 2 × täglich 5 Globuli

Mercurius corrosivus

Flache, oft eitrig belegte Ulzera; schwammiges, geschwollenes Zahnfleisch. Speichelfluß; Foetor ex ore; Zahneindrücke am Zungenrand. Übler Körpergeruch.

Dosierung: D 12, 2 × täglich 1 Tablette

Lachesis mutus

Bläulich rote Schwellung, Ulzeration mit Neigung zu dunkler Blutung. Starke Schmerzen, Nahrungsverweigerung, septikämische Tendenz (Grenze der Homöotherapie).

Dosierung: D 12, 2–3 × täglich 5 Globuli

V Erkrankungen der Ohren

Otitis media, akut

Eine im Kindesalter häufig vorkommende Entzündung, zumeist fortgeleitet vom Rachenraum über die Tuba Eustachii. Bei eventuell notwendiger antibiotischer Therapie kann die Homöotherapie zusätzlich eingesetzt werden.

Symptomatik	Arzneimittel
Plötzlich einsetzende Schmerz- und Entzündungssymptomatik	Atropa belladonna
Starke Schmerzen bei mäßiggradiger Entzündung	Matricaria chamomilla
Allmählich beginnende Entzündung	Ferrum phosphoricum
Entzündung unter Mitbeteiligung des Mastoids	Capsicum annuum

Hinweis: Vgl. auch → *Fieberhafter Infekt* (Seite 21).

Atropa belladonna (Belladonna)

Plötzlich einsetzende Schmerz- und Entzündungssymptomatik. Initiales Frösteln, danach fiebrig-heiß, starkes Durstgefühl.
Große Empfindlichkeit gegen Geräusche, die die Schmerzen verschlimmern.

Dosierung: D6, anfangs bis zu stündlich 3 Globuli

Matricaria chamomilla (Chamomilla)

Starke Schmerzen bei nur mäßiggradiger Entzündung. Ohrläppchen heiß und gerötet. Fieber; einseitige Gesichtsrötung.
Schmerzüberempfindlichkeit; gereizte, quengelige Stimmung.

Dosierung: D6, 3–4 × täglich 5 Globuli

Ferrum phosphoricum

Sich langsam entwickelnde Otitis mit subfebrilen Temperaturen. Deutliche Mitreaktion der Lymphknoten. Katarrhalisch gereizte Rachenschleimhäute im Sinne eines fieberhaften Infektes.

Dosierung: D6, 3 × täglich 1 Tablette

Capsicum annuum

Tiefsitzende Ohrenschmerzen mit herabgesetztem Hörvermögen oder aber große Geräuschempfindlichkeit. Heftige Schmerzen im Mastoidbereich.

Dosierung: D6, 3–4 × täglich 5 Globuli

Hinweis: Bei dieser Indikation können Ferrum phosphoricum und Capsicum annuum auch im Wechsel gegeben werden.

Otitis media, chronisch

Die Homöopathika eignen sich vor allem zur Initialtherapie (4–6 Wochen) einer chronischen Otitis media; danach erfolgt die Weiterbehandlung mit dem individuell gewählten *Konstitutionsmittel* (vgl. Seite 133) und Zwischengabe einer Nosode.

Symptomatik	Arzneimittel
Gelblich-weißer Sekretfluß	Pulsatilla pratensis
Rez. Otitiden und Tonsillitiden	Calcium jodatum
Rez. Otitiden bei chron. Tubenkatarrh	Kalium chloratum

Hinweis: Die *Eigenblut-Behandlung* sollte als biologische Basistherapie zusätzlich durchgeführt werden →Seite 142.

Pulsatilla pratensis

Eher subakutes Stadium mit gelblich-weißem Sekretfluß (Ohr, Nase); trotz Fieber ist das Kind durstlos. Weinerliche Stimmung.
Verschlechterung im warmen Zimmer bei allgemeiner Frostigkeit.
Bewährt auch bei Otitiden infolge von Kinderkrankheiten wie Masern und Scharlach.

Dosierung: D6, 3–4 × täglich 5 Globuli

Calcium jodatum

Chronische Schleimhautkatarrhe der Luftwege; Tonsillitiden und Otitiden mit Drüsenschwellungen.
Auffallend schlanke Kinder trotz gutem Appetit.

Dosierung: D6, 2–3 × täglich 1 Tablette.

Kalium chloratum

Rezidivierende Otitiden bei chronischem Tubenkatarrh mit vermindertem Hörvermögen; Lymphknotenschwellungen.
Häufig Tonsillitiden mit weiß-grauen Belägen.
Neigung zu Aphthen und Soorbefall.

Dosierung: D6, 2–3 × täglich 1 Tablette

VI Erkrankungen von Rachen und Nase

Angina tonsillaris

Angina tonsillaris, akut

Die Angina (catarrhalis, follicularis, lacunaris) ist eine im Kindesalter häufiger auftretende Erkrankung, oft auch im Verlaufe eines fieberhaften Infekts. Bei eventuell notwendiger antibiotischer Therapie kann die Homöotherapie zusätzlich eingesetzt werden.

Symptomatik	Arzneimittel
Hellrote, glasige Schleimhautschwellung	Apis mellifica
Plötzlich einsetzende fieberhafte Angina	Atropa belladonna
Dunkelrote Schleimhautschwellung	Phytolacca americana
Stark schmerzhafte Angina	Guajacum
Angina mit starken Allgemeinsymptomen	Mercurius solubilis

Apis mellifica

Rachenschleimhaut von glasigem Aussehen und blaßroter Farbe. Ödematöse Schwellung der Tonsillen und Uvula; Trockenheit der Schleimhaut. Stechende Schluckschmerzen. Auffallende Durstlosigkeit trotz Fieber.

Dosierung: D6, anfangs bis zu stündlich 3 Globuli

Atropa belladonna (Belladonna)

Plötzlich einsetzende, fieberhafte Angina. Hellrote, vergrößerte Tonsillen mit Schluckschmerzen und rauhem Hals bei trockenen, katarrhalisch gereizten Mundschleimhäuten. Das Kind ist fiebrig-heiß.

Dosierung: D6, anfangs bis zu stündlich 3 Globuli

Phytolacca americana

Dunkelrote Schleimhäute, stark geschwollene Tonsillen mit stechenden Schmerzen, die bis in die Ohren ausstrahlen. Schwellung der regionären Lymphknoten.

Dosierung: D6, anfangs bis zu stündlich 3 Globuli

Guajacum

Schwellung der Tonsillen mit Rötung und beginnender Eiterung, starke Schluckschmerzen; übler Körper- und Mundgeruch. Trockener, schmerzhafter Husten.

Dosierung: D6, 3–4 × täglich 3 Globuli

Mercurius solubilis

Vergrößerte Tonsillen mit Belägen bei mäßig hohem Fieber; starke Schwellung der regionären Lymphknoten. Foetor ex ore, vermehrte Speichelbildung; auch klosige Sprache.

Dosierung: D12, 2–3 × täglich 1 Tablette

Angina tonsillaris, chronisch

Die Rezidivrate der Anginen kann deutlich gesenkt werden, während eine Rückbildung hyperplastischer Tonsillen nicht immer möglich ist.
Eine Behandlung mit *konstitutiotropen* Homöopathika ist dazu notwendig (Seite 133).

Die *Eigenblut-Behandlung* sollte als biologische Basistherapie zusätzlich durchgeführt werden → Seite 142.

Laryngo-Pharyngitis, Pseudokrupp

Die Infektion breitet sich häufig auf Nase und Bronchien aus (aszendierender oder deszendierender Katarrh). Ein eigenständiges Krankheitsbild ist die Laryngitis subglottica (Pseudokrupp). Je nach Stadium können dabei intensiv-medizinische Maßnahmen notwendig werden.
Zur längerfristigen Behandlung des Pseudokrupps im Sinne einer prophylaktischen Therapie ist die Anwendung von *konstitutiotropen* Homöopathika notwendig (Seite 133).

Symptomatik	Arzneimittel
Heiserkeit, Reizhusten	Ammonium bromatum
Fieberhafter Infekt mit plötzlichem Beginn	Atropa belladonna
Kruppöser Husten; ängstliche Unruhe	Aconitum napellus
Rauher, schmerzhafter Husten	Hepar sulfuris
Trockener Husten	Euspongia officinalis

Hinweis: Die *Eigenblut-Behandlung* sollte als biologische Basistherapie beim Pseudokrupp zusätzlich durchgeführt werden → Seite 142.

Ammonium bromatum

Entzündlich gereizte, trockene Schleimhäute; große Heiserkeit. Reizhusten mit wenig Schleim.

Dosierung: D4, 3 × täglich 1 Tablette

Atropa belladonna (Belladonna)

Akut einsetzende Heiserkeit; auch mit Fieber und Zeichen eines beginnenden Infekts; oft als Folge feucht-kalter Witterung oder nach zu intensiver Sonnenbestrahlung.
Fiebrig-heiße Haut, rotes Gesicht.

Dosierung: D6, anfangs bis zu stündlich 3 Globuli

Aconitum napellus

Plötzlich einsetzender kruppöser Husten, zumeist vor Mitternacht; auffallend ist die ängstliche Unruhe. Harter, gespannter Puls; fiebrig-trockene Haut.
Oft Folge von kalten Winden.

Dosierung: D6, anfangs bis zu ¼stündlich 3 Globuli (s. u.)

Euspongia officinalis (Spongia)

Kruppöser Husten mit kurzen, bellenden Hustenstößen, tonlose Stimme. Angst und Unruhe wegen Atemnot.

Dosierung: D4, anfangs bis zu ¼stündlich 3 Globuli (s. u.)

Hepar sulfuris

Heiserkeit und kruppöser Husten, bellend, krampfartig. Typische Verschlimmerung nachts und zum Morgen hin sowie beim Tiefatmen. Starke Verschleimung.

Dosierung: D 6, 3 × täglich 1 Tablette

Hinweis: Bei beginnendem Pseudokrupp können Aconitum napellus und Euspongia officinalis im Wechsel gegeben werden.
Alternativ: Aconitum D 6, Euspongia D 12, Hepar sulfuris D 30 als i. m. Mischinjektion im akuten Stad. (n. *Gawlik*).
Euspongia D 3 und Hepar sulfuris D 4 (2 × täglich jeweils 5 Globuli bzw. 1 Tablette) haben sich auch zur Prophylaxe bewährt.

Rhinitis

Rhinitis, akut

Die Infektion breitet sich häufig auf benachbarte Organe aus (Ohr, Nebenhöhlen).

Symptomatik	Arzneimittel
Brennend scharfes Nasensekret	Allium cepa
Starke Mitbeteiligung der Augen	Euphrasia officinalis
Bronchitisches Atmen bei verlegter Nasenatmung	Sambucus nigra
Verlegte Nasenatmung mit tagsüber starker Sekretion	Strychnos nux vomica
Absteigender Katarrh	Lobaria pulmonaria

Hinweis: Vgl. auch → *Fieberhafter Infekt* (Seite 21), *allergische Rhinitis* (Seite 68).

Allium cepa

Brennend scharfes Nasensekret mit nur mäßiger Konjunktivitis (»milder Tränenfluß«); heftige Niesattacken und brennende Kopfschmerzen.
Verschlechterung morgens beim Aufstehen; Besserung im Freien.

Dosierung: D6, anfangs bis zu stündlich 3 Globuli

Euphrasia officinalis

Lichtscheu und Konjunktivalreizung mit brennendem Tränenfluß bei milder Nasensekretion, anfangs wäßrig, später schleimig.

Dosierung: D4, anfangs bis zu stündlich 3 Globuli

Sambucus nigra

Verlegte Nasenatmung mit bronchitischem Atmen; heiser klingende Stimme. Bewährt beim typischen Säuglingsschnupfen.

Dosierung: D6, anfangs bis zu stündlich 3 Globuli

Strychnos nux vomica (Nux vomica)

Verlegte Nasenatmung insbesondere nachts; morgendlicher Niesreiz mit reichlicher Sekretion. Gereizte Nasenschleimhäute mit Wundsein. Hitzegefühl im Kopfbereich; Hitze- und Frostschauder im Wechsel.

Dosierung: D6, 3–4 × täglich 5 Globuli

Lobaria pulmonaria (Sticta)

Wäßriges Nasensekret oder verlegte Nasenatmung mit Borkenbildung; morgendliche Schleimsekretion; dumpfe Stirnkopfschmerzen.
Typisch ist der Verlauf als absteigender Katarrh, der als Bronchitis endet.

Dosierung: D6, 3–4 × täglich 5 Globuli

Rhinitis, chronisch

Die genannten Homöopathika eignen sich vor allem zur Initialtherapie einer chronisch rezidivierenden Rhinitis. Längerfristig sind *Konstitutionsmittel* indiziert (Seite 133).

Symptomatik	Arzneimittel
Borkig-blutiges, zähsträhniges Nasensekret	Kalium bichromicum
Weißlich-gelbes, zähes Nasensekret	Hydrastis canadensis
Verlegte Nasenatmung	Teucrium marum verum
Rezidivierende Infekte der Atemwege	Thuja occidentalis

Hinweis: Vgl. auch → *Sinusitis* (Seite 56).
Die *Eigenblut-Behandlung* sollte als biologische Basistherapie zusätzlich durchgeführt werden → Seite 142.

Kalium bichromicum

Anfangs wäßriges, später zähes gelblich-grünes oder grünliches Nasensekret; dann strähnig und fadenziehend mit teilweise blutiger Beimengung. Starke Kopfschmerzen; Reizhusten; Foetor ex ore.
Besserung durch Wärme.

Dosierung: D6, 2–3 × täglich 1 Tablette

Hydrastis canadensis

Weißlich-gelbes, zähes Nasensekret; wegen der Schleim-Eiter-Straße im Rachen besteht ein Reizhusten.
Das Mittel fördert die Sekretion (»Drainage«).

Dosierung: D4, 3–4 × täglich 5 Globuli

Teucrium marum verum

Wäßrig-dünnes Nasensekret oder borkig verlegte Nasenatmung; gehäufte Niesanfälle; Reizhusten.

Dosierung: D4, 2–3 × täglich 5 Globuli

Thuja occidentalis

Rezidivierende Infekte mit schleimig-eitriger Sekretion (Nase, Nebenhöhlen, Bronchien); asthmoide Bronchitis bei deutlicher Verschlechterung durch feucht-kalte Witterung. Polypenbildung.

Dosierung: D 12, 2 × täglich 5 Tropfen

Hinweis: Als Zwischenmittel eignet sich Medorrhinum D 30 (5 Globuli als Einmalgabe) in mehrwöchigen Abständen.

Sinusitis

Sinusitis, akut

Die akute Sinusitis tritt oft als »Begleitsinusitis« im Rahmen eines Atemwegsinfektes (Sinubronchitis) oder aber als eigenständiges Krankheitsbild auf (CAVE: dentogene Sinusitis).

Symptomatik	Arzneimittel
Übelriechendes Nasensekret, Stirnkopfschmerz	Hydrargyrum sulf. rubr.
Sinusitis mit reduziertem Allgemeinbefinden	Luffa operculata
Borkig-blutiges, zähes Nasensekret	Kalium bichromicum
Sinusitis mit absteigendem Infekt	Lobaria pulmonaria

Hinweis: Vgl. auch → *Rhinitis* (Seite 52), *Angina tonsillaris* (Seite 48).

Hydrargyrum sulfuratum rubrum (Cinnabaris)

Sisticrendes oder sehr zähes Nasensekret mit üblem Geruch. Schleimstraße im Rachen mit unangenehmem Mundgeruch und -geschmack. Stirnkopfschmerz sowie Schmerzen an den Augeninnenwinkeln.

Dosierung: D6, 3 × täglich 1 Tablette

Luffa operculata

Dünnflüssiges oder zähes gelbliches Nasensekret mit blutiger Borkenbildung. Reizhusten, starke Kopfschmerzen; reduziertes Allgemeinbefinden auch mit subfebrilen Temperaturen.

Dosierung: D6, 3 × täglich 1 Tablette

Kalium bichromicum

Anfangs wäßriges, später zähes, gelb-grünliches Nasensekret, auch verlegte Nasenatmung. Blutig tingierte Krusten, die sich schwer lösen. Schleimstraße im Rachen; Foetor ex ore; Reizhusten.

Dosierung: D6, 3 × täglich 1 Tablette

Lobaria pulmonaria (Sticta)

Absteigende Katarrhe mit wäßrigem oder dick-gelbem Sekret, verlegte Nasenatmung mit Borkenbildung. Morgendliche Schleimsekretion; dumpfe Stirnkopfschmerzen.

Dosierung: D6, 3 × täglich 5 Globuli

Sinusitis, chronisch

Die Erkrankung ist klinisch oftmals bland oder aber es bestehen unspezifische Allgemeinsymptome, welche zur Herdsuche Veranlassung geben.
Längerfristig sind *konstitutiotrope* Homöopathika indiziert (Seite 133).

Symptomatik	Arzneimittel
Eitrig-schleimige Nasensekretion	Hepar sulfuris
Zur Resorption	Kalium jodatum
Chronisch torpide Eiterung	Acidum silicicum
Rezidivierende Infekte der Atemwege	Thuja occidentalis

Hinweis: Die *Eigenblut-Behandlung* sollte als biologische Basistherapie zusätzlich durchgeführt werden →Seite 145.

Hepar sulfuris

Eitrig-schleimige Nasensekretion, verlegte Nasenatmung mit Krustenbildung. Auffallend ist die große Empfindlichkeit gegen Kälte und die Verschlimmerung durch trockenkaltes Wetter.

Dosierung: D6, 3× täglich 1 Tablette

Kalium jodatum

Verlegte Nasenatmung; Niesen, Augenschwellung und Tränensekretion.
Grünlich-gelbes Nasensekret, stark übelriechende, zähe Sekretion; hämmernde Stirnkopfschmerzen.

Dosierung: D6, 3 × täglich 1 Tablette

Hinweis: Bewährt zur Resorption, oft nach Hepar sulfuris indiziert.

Acidum silicicum (Silicea)

Langwierige, eitrige, wäßrige oder zähe Nasensekretion, auch sistierend (blander Verlauf); träge Reaktion; übelriechende Ausscheidung.

Dosierung: D12, 2 × täglich 1 Tablette

Thuja occidentalis

Rezidivierende Infekte mit schleimig-eitriger Sekretion (Nase, Nebenhöhlen, Bronchien), grünlich und übelriechend. Asthmoide Bronchitis bei deutlicher Verschlechterung durch feucht-kalte Witterung.

Dosierung: D12, 2 × täglich 5 Globuli

Hinweis: Als Zwischenmittel eignet sich Medorrhinum D30 (5 Globuli als Einmalgabe) in mehrwöchigen Abständen.

VII Erkrankungen der Atemwege

Bronchitis

Klinisch wird zwischen einer akuten und rekurrierenden Bronchitis unterschieden; letztere besteht länger als 2 Wochen und tritt mehr als 2 × pro Jahr auf. Bei der obstruktiven Bronchitis steht die exspiratorische Dyspnoe mit unproduktivem Husten im Vordergrund.
Die akute Bronchiolitis tritt fast nur im Säuglingsalter auf und entsteht aufgrund einer entzündlichen Schwellung im Bereich der kleinen Bronchien (Grenze der Homöotherapie!).
Zur besseren Übersicht wird das Kapitel unterteilt in:

- Sekretarme Bronchitis
- Sekretreiche Bronchitis

Sekretarme Bronchitis

Symptomatik	Arzneimittel
Schmerzhafter Reiz- und Krampfhusten	Bryonia cretica
Trocken-krampfartige Hustenanfälle	Cuprum aceticum
Pertussiforme, spastische Bronchitis	Drosera
Anhaltender Kitzelhusten	Rumex crispus
Rasch aufeinanderfolgende Hustenattacken	Corallium rubrum

Hinweis: Vgl. auch → *Fieberhafter Infekt* (Seite 21).

Bryonia cretica

Sehr trockener, äußerst schmerzhafter Husten, stechende Thoraxschmerzen beim geringsten Hustenstoß. Schleimhäute trocken mit Schluckbeschwerden. Fieber; großes Durstgefühl.

Dosierung: D6, 3–4× täglich 5 Globuli

Cuprum aceticum

Trocken-krampfartige Hustenanfälle, die bis zum Erbrechen führen können; wenig zähes Sputum. Deutliche Spastik mit Atemnot bei nächtlicher Verschlimmerung.
Kalttrinken lindert den Hustenreiz.

Dosierung: D6, 3–4× täglich 1 Tablette

Drosera

Kurz aufeinander folgende Hustenanfälle, trocken und spastisch; das Kind kann kaum Atem holen, Erstickungsgefühl. Pertussiformer Verlauf. Anhaltender Brechreiz und/oder Nasenbluten; nächtliche Verschlechterung.

Dosierung: D6, 3–4× täglich 5 Globuli

Rumex crispus

Trockener, anhaltender Reizhusten (Kitzelhusten); Niesreiz. Kälte und tieferes Einatmen lösen sofort weitere Hustenstöße aus.
Verschlimmerung zum Morgen hin.

Dosierung: D4, 3–4× täglich 5 Globuli

Corallium rubrum

Reflexhusten, der von einem Reiz im Nasen-Rachenraum ausgeht (Schleim-Eiter-Straße); begleitende Sinusitis. Rasch aufeinanderfolgende Hustenattacken mit ausgeprägter Kälteverschlechterung.

Dosierung: D6, 3–4 × täglich 1 Tablette

Sekretreiche Bronchitis

Symptomatik	Arzneimittel
Zäh-schleimiges Sputum	Ammonium carbonicum
Starke Rasselgeräusche	Kalium stibyl-tartaricum
Zäh-strähniges Hustensekret	Dactylopius coccus
Bronchitis mit Übelkeit	Cephaelis ipecacuanha
Asthmoide Bronchitis	Natrium sulfuricum

Hinweis: Vgl. auch → *Sinusitis* (Seite 56).

Ammonium carbonicum

Trockener Husten mit deutlich hörbaren Rasselgeräuschen, nur geringes, zäh-schleimiges Sputum; Atemnot. Verlauf häufig als absteigender Katarrh.
Deutliche Verschlechterung in der Wärme sowie zum frühen Morgen hin. Phänotypisch eher dickliche, leistungsschwache Kinder.

Dosierung: D6, 3 × täglich 1 Tablette

Kalium stibyl-tartaricum (Antimonium tartaricum)

Zähes, reichliches Sputum, das nicht abgehustet werden kann; Exspektoration bringt nur kurzfristige Erleichterung. Nasenflügeln, blasses Aussehen. Phänotypisch eher schwächliche Kinder.

Dosierung: D6, 3 × täglich 1 Tablette

Natrium sulfuricum

Asthmoide Bronchitis mit leichtgehenden Hustenanfällen und reichlichem Sputum. Deutliche Verschlechterung durch feuchte Witterung.

Dosierung: D12, 2 × täglich 1 Tablette

Dactylopius coccus (Coccus cacti)

Produktiver Husten mit sehr zäh-strähnigem, fadenziehendem Auswurf, der mit Brechwürgen verbunden ist. Anfallsweise bellender Husten, mit Erbrechen endend.

Dosierung: D4, 3–4 × täglich 5 Globuli

Cephaelis ipecacuanha (Ipecacuanha)

Sekretreiche, spastische Bronchitis mit schwer abzuhustendem Sputum; hörbares Schleimrasseln. Giemen.
Beim Husten Übelkeit und Brechneigung. Auffallend ist die nicht-belegte Zunge; blasses Gesicht, sehr erschöpft.

Dosierung: D6, 3–4 × täglich 5 Globuli

Pneumonie

In Abhängigkeit des Erregerspektrums ist eine gezielte Antibiotika-Therapie notwendig. Eine zusätzliche Homöotherapie ist möglich und hat sich an der dominierenden Symptomatik zu orientieren. Im wesentlichen sind die unter → *Bronchitis* genannten Homöopathika zu berücksichtigen (Seite 60).
Zur Nachbehandlung eignen sich folgende Homöopathika:

Symptomatik	Arzneimittel
Schwächezustand mit subfebrilen Temperaturen	Chininum arsenicosum
Verzögerte Rekonvaleszenz	Medicago sativa
Anhaltender Husten	Lycopodium

Chininum arsenicosum

Anhaltender Schwächezustand, auch mit subfebrilen Temperaturen. Schweißausbrüche, Schwindelgefühl.

Dosierung: D6, 2–3 × täglich 1 Tablette

Medicago sativa

Verzögerte Rekonvaleszenz mit Appetitlosigkeit, Müdigkeit; blasse Hautfarbe.

Dosierung: D4, 2–3 × täglich 5 Globuli

Lycopodium

Anhaltender Husten mit sich schlecht lösendem Schleim (in der Rekonvaleszenzphase).
Befindensverschlechterung zum Nachmittag hin. Trotz gutem Appetit mit kleinen Mahlzeiten gesättigt.

Dosierung: D12, 2 × täglich 5 Globuli

Hinweis: Als Zwischenmittel eignet sich Sulfur D30 (5 Globuli als Einmalgabe).

Asthma bronchiale

Das Asthma bronchiale ist eine gesteigerte Reagibilität des Bronchialsystems gegenüber unterschiedlichen exogenen und endogenen Ursachen (Diagnostik!).
Ein stadienabhängiges Behandlungskonzept ist notwendig:

Abb. 2 Stadienabhängige Kombinationsmöglichkeit von konventioneller und homöopathischer Therapie

Stadium / Therapie	Akut	Intervall	Langzeit
Symptomatisch	×	(×)	(×)
Organotrop/Funktiotrop	(×)	×	
Personotrop		(×)	×

Asthma bronchiale (Intervall)

Die genannten Homöopathika können über mehrere Wochen zusätzlich eingesetzt werden, z. B. in der Zeit nach einem Anfall und hier auch mit dem Versuch der Kupierung oder aber zur Einleitung einer längerfristigen homöopathisch-biologischen Behandlung.

Symptomatik	Arzneimittel
Anfallsweiser Husten beim Hinliegen	Aralia racemosa
Trockener Reizhusten mit Atemnot	Lobelia inflata
Spastische Bronchitis mit schwer löslichem Sputum	Grindelia robusta
Folge von Erkältung	Solanum dulcamara

Hinweis: Vgl. auch → *Bronchitis* (Seite 60).

Aralia racemosa

Anfallsweiser Husten abends beim Hinliegen, wobei nur wenig Schleim abgehustet werden kann. Fremdkörpergefühl im Kehlkopfbereich.
Große Empfindlichkeit gegen Kälte und Zugluft (anamnestisch auch Pollenallergie).

Dosierung: D6, 3–4 × täglich 5 Globuli

Lobelia inflata

Trockener Reizhusten, der sich bis zum Asthma-Anfall steigern kann. Atemnot mit dem Gefühl, als ob der Brustkorb zusammengeschnürt sei.
Vagotone Begleitsymptome wie Blässe, kalter Schweiß und Angst.

Dosierung: D6, 3–4 × täglich 5 Globuli

Grindelia robusta

Sich steigernde Hustenanfälle mit reichlichem, schwer löslichem Schleim (Rasselgeräusche). Atemnot im Liegen, Erstickungsgefühl.

Dosierung: D6, 3–4 × täglich 5 Globuli

Solanum dulcamara (Dulcamara)

Rauher, bellender Husten mit Schleimauswurf; verlegte Nasenatmung. Folge von feuchter Kälte, Durchnässung und Wetterwechsel (von warm nach kalt) sowie nach Erkältungskrankheiten.

Dosierung: D6, 3–4 × täglich 5 Globuli

Asthma bronchiale (Langzeit)

Neben der kurzfristigen Therapie (Intervall) mit organotropen Homöopathika zur Linderung der dominierenden Symptomatik ist zur Langzeit-Behandlung der Einsatz konstitutiotroper Homöopathika unabdingbar.
Im wesentlichen sind folgende *Konstitutionsmittel* zu berücksichtigen (Seite 133):

Acidum arsenicosum
Acidum silicicum
Calcium carbonicum
Calcium phosphoricum
Kalium carbonicum
Natrium sulfuricum

Phosphorus
Pulsatilla pratensis
Strychnos ignatii
Sulfur
Thuja occidentalis

Hinweis: Als Zwischenmittel eignet sich die individuell indizierte Nosode (Psorinum, Medorrhinum oder Tuberkulinum) als D30 im Abstand von 4 Wochen sowie abschließend D200 (jeweils 5 Globuli als Einmalgabe), sowie die *Eigenblut-Behandlung**.

Steht das Asthma bronchiale (Beginn; Verschlechterung etc.) in zeitlichem Zusammenhang mit einer Kinderkrankheit oder einer Impfung, kann die entsprechende Nosode als Zwischenmittel gegeben werden, z. B.
Mobillinum, Pertussinum oder Scarlatinum;
Diphtherinum, Polio oder Variolinum
(Dosierung wie oben angegeben).

Pollinosis

Die allergisch bedingte Rhinitis (Pollinosis, Heuschnupfen) verläuft oft als Rhino-Konjunktivitis, z. T. auch mit asthmoider Komponente unter Beeinträchtigung des Allgemeinbefindens.
Zur längerfristigen Behandlung sind *konstitutiotrope* Homöopathika notwendig (Seite 133).

Hinweis: Die *Eigenblut-Behandlung* sollte als biologische Basistherapie zusätzlich durchgeführt werden →Seite 142.

* Vgl. auch: *Köhler, G.*: Lehrbuch der Homöopathie, Band II. Hippokrates-Verlag, Stuttgart 1986

Symptomatik	Arzneimittel
Reichlich wäßriges Nasen- und Augensekret mit Niesanfällen	Galphimia glauca
Stark gereizte Konjunktiven	Euphrasia officinalis
Scharf brennendes Nasensekret	Sinapis nigra
Wäßriges/dickflüssiges Nasensekret, Gaumenjucken	Schoenocaulon officinale
Allergischer Formenkreis	Propolis

Galphimia glauca

Starker Fließschnupfen mit gehäuftem Niesen; Konjunktiven entzündlich gerötet, tränend. Erschwertes Durchatmen, asthmoide Komponente.

Dosierung: D4, 3–4 × täglich 5 Globuli

Euphrasia officinalis

Brennend heißes Tränensekret; Blepharospasmus mit Lichtscheu. Mildes wäßriges Nasensekret.

Dosierung: D4, 3–4 × täglich 5 Globuli

Sinapis nigra

Scharf brennendes Nasensekret mit wechselseitiger Nasenschleimhautschwellung; gehäuftes Niesen.
Hitze- und Brenngefühl an den Augen und im Rachenraum.

Dosierung: D6, 3–4 × täglich 5 Globuli

Schoenocaulon officinale (Sabadilla)

Anfangs wäßriges, danach dickflüssigeres Nasensekret, auch mit verlegter Nasenatmung. Gefühl von Brennen an Auge und Nase; starker Juckreiz am Gaumen. Kreislauflabilität (anamnestisch gehäufte Rhino-Sinusitiden).

Dosierung: D6, 3–4 × täglich 5 Globuli

Propolis

Allergische Reaktionen an den Schleimhäuten mit Augentränen und wäßrigem Nasensekret; ekzematöse Hautbelastung (Atopiker).

Dosierung: D4, 3–4 × täglich 5 Globuli

VIII Erkrankungen von Herz und Kreislauf

Funktionelle Herzbeschwerden

Homöopathisch lassen sich funktionell bedingte Herzbeschwerden, wie sie in der Pubertätsphase häufiger zu beobachten sind, gut behandeln.

Symptomatik	Arzneimittel
Herzbeschwerden mit Pulsunregelmäßigkeit	Iberis amara
Herzschmerzen, auch Zustand nach entzündlichen Erkrankungen	Spigelia anthelmia
Herzsensationen nach geringfügigen Ereignissen	Sumbul
Herzunruhe infolge von Lampenfieber	Strophantus

Iberis amara

Herzbeschwerden mit ziehenden, stechenden und krampfenden Schmerzen; Pulsunregelmäßigkeiten mit Verschlechterung beim Linksliegen.

Dosierung: D4, 3 × täglich 5 Globuli

Spigelia anthelmia

Herzschmerzen unterschiedlicher Intensität und Dauer; unregelmäßiger Puls (weich, schnell). Auch bei Folgezustand nach einer entzündlichen Herzerkrankung.

Dosierung: D6, 3 × täglich 5 Globuli

Sumbul

Herzunruhe und heftiges Herzklopfen selbst nach geringfügigen Anstrengungen und Ereignissen bei insgesamt leicht erregbaren Kindern.

Dosierung: D3, 3 × täglich 5 Globuli

Strophanthus

Herzjagen, inneres Zittern, schweißige Hände infolge von Lampenfieber.

Dosierung: D3, 3–4 × täglich 5 Globuli
(2–3 Tage vor dem Ereignis mit der Einnahme beginnen)

Kreislaufstörungen

Kreislaufstörungen zeigen sich oft als orthostatische Dysregulation insbesondere im Jugendalter.

Symptomatik	Arzneimittel
Akute Kreislaufschwäche	Veratrum album
Orthostatische Kreislaufstörung	Haplopappus bailahuen
Folgen von körperlicher und geistiger Überforderung	Acidum phosphoricum

Veratrum album

Akute Kreislaufschwäche; kaltschweißig, blasses Gesicht. Rezidivierende Ohnmachten.

Dosierung: D4, bis zu alle 2–3 Minuten 3 Globuli (akute Krise), zur längerfristigen Behandlung 3–4 × täglich 5 Globuli

Haplopappus bailahuen

Typische Symptome einer orthostatischen Kreislaufstörung mit Müdigkeit, Schwindelgefühl, Schwarzwerden vor den Augen beim längeren Stehen; Kopfschmerzen.

Dosierung: D3, 3 × täglich 1 Tablette

Acidum phosphoricum

Psychische und physische Schwächezustände mit Kreislauflabilität, insbesondere in der Wachstumsphase. Fühlt sich überfordert (Schule, Lehre).

Dosierung: D6, 3 × täglich 5 Globuli

IX Erkrankungen der Verdauungsorgane

Gedeihstörungen

Dystrophie und Atrophie sind die Folgen einer chronischen Ernährungsstörung, die verschiedenste Gründe haben kann. Nach der Ursachenforschung kann neben der Diätetik auch homöopathisch behandelt werden.

Symptomatik	Arzneimittel
Appetitmangel oder Heißhunger bei Abmagerung	Artemisia abrotanum
Dystrophie mit aufgetriebenem Abdomen	Calcium carbonicum
Unruhe und Bewegungsdrang trotz Erschöpfung	Jodum
Abmagerung; trockene Haut und Schleimhaut	Natrium chloratum

Artemisia abrotanum (Abrotanum)

Appetitmangel und Abmagerung oder Heißhunger ohne Gewichtszunahme. Bauchkrämpfe mit Flatulenz, wechselnde Stuhlkonsistenz.
Auch subfebrile Temperaturen, unspezifische Lymphadenopathie.

Dosierung: D3, 3 × täglich 5 Globuli

Calcium carbonicum

Pastöse oder abgemagerte Kinder mit aufgetriebenem Abdomen. Rachitische Zeichen, Lymphadenopathie. Unverträglichkeit von Milchspeisen mit Erbrechen von Saurem; säuerlich riechende Stühle und Schweiße.

Dosierung: D 12, 2 × täglich 1 Tablette

Jodum

Abgemagerte Kinder trotz gutem Appetit; starkes Trinkverlangen.
Große Unruhe und Bewegungsdrang trotz Erschöpfung.

Dosierung: D 12, 2 × täglich 5 Globuli

Natrium chloratum

Sogenannte Kümmerlinge. Abmagerung. Insbesondere an den Extremitäten trotz guter Ernährung.
Blasse und sehr trockene Haut und Schleimhaut; Ekzemneigung; Obstipation.

Dosierung: D 12, 2 × täglich 5 Globuli

Hinweis: Als Zwischenmittel eignet sich Tuberkulinum Aviaire D 30 (5 Globuli als Einmalgabe im Abstand von 4 Wochen, insgesamt 3 ×) sowie abschließend D 200.

Inappetenz

Die Appetitlosigkeit im Kindesalter kann viele organische und funktionelle Gründe haben, die zunächst gesucht werden müssen.

Neben den *Konstitutionsmitteln* (Seite 133) eignen sich folgende Homöopathika:

Symptomatik	Arzneimittel
Folgen von Erkrankung und Operation	Cinchona succirubra
Zustand nach fieberhafter Erkrankung	Ferrum arsenicosum
Verzögerte Rekonvaleszenz	Medicago sativa

Hinweis: Vgl. auch → *Gedeihstörungen* (Seite 74).

Cinchona succirubra (China)

Appetitlosigkeit und allgemeine Schwäche, auch infolge von Erkrankung oder nach Operationen mit (großem) Blut- und Sekretverlust.
Wichtiges Rekonvaleszentenmittel.

Dosierung: D6, 3 × täglich 5 Globuli

Ferrum arsenicosum

Appetitlosigkeit als Zustand nach einer (fieberhaften) Erkrankung.

Dosierung: D6, 3 × täglich 1 Tablette

Medicago sativa

Verzögerte Rekonvaleszenz mit Appetitlosigkeit, Müdigkeit; blasse Hautfarbe.

Dosierung: D4, 3 × täglich 5 Globuli

Koliken

Die anfallsweise auftretenden Schmerzzustände (Bauchschmerzen, Nabelkoliken) erfordern eine sorgfältige Diagnose!
Bei frühzeitiger Anwendung der Homöopathika können stärker wirksame Analgetika oft eingespart werden.

Symptomatik	Arzneimittel
Plötzlich einsetzende Krampfzustände	Atropa belladonna
Koliken mit Besserung durch Zusammenkrümmen	Citrullus colocynthis
Bauchschmerzen mit Erbrechen und Durchfall	Cuprum metallicum
Koliken mit Besserung durch Rückwärtsbeugen	Dioscorea villosa
Blähungskoliken	Matricaria chamomilla

Dosierungshinweis: Anfangs kumulative Applikation (3–4 × alle 10–15 Minuten 3 Globuli oder eine Tablette; alternativ: D30 5 Globuli in einem halben Glas Wasser gelöst 3–4 × alle 10–15 Minuten 1 Teelöffel).
Bei eintretender Besserung: Dosierung nach Bedarf.

Atropa belladonna (Belladonna)

Plötzlich einsetzende und in Wellen (»kommen und gehen«) ablaufende Schmerzzustände des Abdomens, das sehr berührungsempfindlich ist; Besserung durch Rückwärtsbeugen. Starke Geräusch- und Lichtempfindlichkeit.

Dosierung: D6 (s. o.)

Citrullus colocynthis (Colocynthis)

Krampfartige Bauchschmerzen, auch mit Übelkeit und Brechreiz; wäßriger Stuhl.
Deutliche Besserung durch Zusammenkrümmen und Wärmeanwendung.

Dosierung: D6 (s. o.)

Cuprum metallicum

Heftige Bauchschmerzen (Krämpfe) mit Erbrechen und starkem Durchfall; große Erschöpfung.

Dosierung: D6 (s. o.)

Dioscorea villosa

Kolikartige Bauchschmerzen (Nabelkoliken) mit deutlicher Besserung durch Rückwärtsbeugen.

Dosierung: D6 (s. o.)

Matricaria chamomilla (Chamomilla)

Krampfartige Blähungskoliken, auch Bauchschmerzen mit saurem Erbrechen und grünlichem Durchfall. Das Kind ist quengelig und schreit beständig; einseitige Gesichtsrötung.

Dosierung: D6 (s. o.)

Reisebeschwerden

Reisebeschwerden mit Übelkeit und Erbrechen können im Kindesalter zum Teil stark ausgeprägt sein.

Symptomatik	Arzneimittel
Reisebeschwerden	Anamirta cocculus
Übelkeit bei Abwärtsbewegung	Natrium tetraboracicum
Neigung zu Ohnmachten	Nicotiana tabacum

Hinweis: Das Homöopathikum sollte bereits 2–3 Tage vor Reiseantritt eingenommen werden (3 × täglich 5 Globuli/1 Tablette).

Anamirta cocculus (Cocculus)

Starke Übelkeit mit Brechreiz und Erbrechen beim Fahren und Fliegen. Schwindelgefühl.
Bewährt auch bei Fernreisen (Zeitverschiebung).

Dosierung: D4, D6, anfangs bis zu stündlich 3 Globuli

Natrium tetraboracicum (Borax)

Angst und Übelkeit insbesondere bei Abwärtsbewegungen.

Dosierung: D6, 3 × täglich 1 Tablette

Nicotiana tabacum (Tabacum)

Übelkeit und Elendigkeitsgefühl mit Schwindel; kaltschweißig und kollaptisch, wobei jede Bewegung verschlimmert. Neigung zu Ohnmachten.

Dosierung: D4, D6, anfangs bis zu stündlich 3 Globuli

Gastroenteritis

Bei unstillbarem Erbrechen ist auf die Gefahr einer Exsikkose besonders zu achten! Diätetische Maßnahmen sind eine unabdingbare Basis-Behandlung.

Symptomatik	Arzneimittel
Schwer stillbares Erbrechen	Aethusa cynapium
Starke Übelkeit, anhaltender Brechreiz	Cephaelis ipecacuanha
Sauer riechende Stühle mit Erbrechen	Magnesium carbonicum
Brechdurchfall nach Ernährungsfehler	Pulsatilla pratensis
Brechdurchfall mit Kreislaufschwäche	Veratrum album

Hinweis: Vgl. auch → *Koliken* und *Enterokolitis* (Seite 77 und 82).

Aethusa cynapium

Schwer stillbares Erbrechen, auch azetonämischer Art; infolge von Milchunverträglichkeit, bei »Speikindern«. Erschöpfte, kaltschweißige, blasse Kinder.

Dosierung: D4, anfangs bis zu stündlich 3 Globuli

Cephaelis ipecacuanha (Ipecacuanha)

Große, anhaltende Übelkeit mit ständigem Brechreiz. Erbrechen bringt keine Erleichterung. Kolikartige Diarrhö. Oft Folge von schwer verdaulichen Speisen. Auffallend ist die nicht-belegte Zunge.

Dosierung: D6, anfangs bis zu stündlich 3 Globuli

Magnesium carbonicum

Krampfartige Bauchschmerzen; saures Erbrechen und saure, dünnflüssige Stühle (»das ganze Kind riecht sauer«). Milchunverträglichkeit, Erbrechen auch nach Trinken von Muttermilch. Schreiattacken.

Dosierung: D12, 3 × täglich 5 Globuli

Pulsatilla pratensis

Brechdurchfall insbesondere nach fetten Speisen, zu vielem Eis- und Obst-Essen, durcheinander Essen. Belegte Zunge, starkes Durstgefühl.

Dosierung: D6, 3–4 × täglich 5 Globuli

Veratrum album

Krampfartige Bauchschmerzen mit heftigem Würgen, Erbrechen und wäßrigen Stühlen; beginnende Intoxikation; Kreislaufschwäche.

Dosierung: D4, anfangs bis zu stündlich 3 Globuli

Enterokolitis

Akute Durchfallserkrankungen sind mit die häufigsten Erkrankungen des Kindesalters. Der Wasserverlust muß sorgfältig beobachtet werden (Toxikose). Diätetische Maßnahmen sind eine unabdingbare Basis-Behandlung.

Symptomatik	Arzneimittel
Heftiger Brechdurchfall	Acidum arsenicosum
Durchfall mit starken Blähungen	Aloe
Wäßrige Stühle mit Abgang von Unverdautem	Ferrum metallicum
Nahrungsmittelintoxikation	Okoubaka
Stark übelriechende Durchfälle	Sulfur

Hinweis: Vgl. auch → *Gastroenteritis* (Seite 80).

Acidum arsenicosum (Arsenicum album)

Heftigster Brechdurchfall mit beginnender Exsikkose. Große Schwäche und Müdigkeit, das Kind ist unruhig und ängstlich. Starkes Verlangen nach kaltem Getränk.

Dosierung: D12, 3–4 × täglich 5 Globuli

Aloe

Wäßrig-schleimige Stühle, klumpig, auch blutig tingiert. Abgang von reichlichen Winden. Sehr erschöpft.

Dosierung: D6, 3–4 × täglich 5 Globuli

Ferrum metallicum

Durchfälle, auch mit Abgang von Unverdautem; Erbrechen.
Schwächliche Kinder mit raschem Wechsel der Gesichtsfarbe (erethischer Typ).

Dosierung: D6, 3–4 × täglich 1 Tablette

Okoubaka

Nahrungsmittelintoxikation; Brechdurchfall infolge von verdorbenen Speisen.
Bewährt auch bei Reisediarrhö.

Dosierung: D3, 3–4 × täglich 1 Tablette

Sulfur

Stark übelriechende Durchfälle mit deutlicher Verschlechterung am Morgen; Analgegend stark gerötet.

Dosierung: D12, 2 × täglich 5 Globuli

Obstipation

Bei länger bestehender Obstipation ist eine sorgfältige Ursachenklärung notwendig; Ernährungsfehler sind ebenfalls zu berücksichtigen.

Symptomatik	Arzneimittel
Atonische Obstipation	Alumina
Obstipation unter Muttermilchernährung	Magnesium chloratum
Obstipation infolge von psychischen Ereignissen	Opium
Spastische Obstipation	Strychnos nux vomica

Alumina

Kleinkugeliger, trockener Stuhl; kein Dranggefühl. Auch weicher Stuhl kann nur schwer entleert werden (»Schmieren«).

Dosierung: D6, 3 × täglich 1 Tablette

Magnesium chloratum

Hellfarbene, bröckelige Stühle; insbesondere unter Muttermilch-Ernährung.

Dosierung: D6, 3 × täglich 1 Tablette

Opium

Obstipation ohne Dranggefühl als Folge eines psychischen Ereignisses (Schreck etc.).

Dosierung: D30, 1–2 × wöchentlich 5 Globuli

Strychnos nux vomica (Nux vomica)

Trotz starkem Dranggefühl kann nur wenig kleinknolliger, harter Stuhl entleert werden.

Dosierung: D12, 2 × täglich 5 Globuli

Megakolon

Beim idiopathischen Megakolon mit einer Stuhlentleerung alle 4–10 Tage unter Abgang voluminöser Stühle sollte ein homöopathischer Therapieversuch unternommen werden.
Folgende *Konstitutionsmittel* sind insbesondere zu berücksichtigen (Seite 133):

Acidum silicicum
Calcium carbonicum
Graphites
Lycopodium
Sulfur

Achalasie

Die Achalasie ist eine nicht-organische Verengung des distalen Oesophagus und kann zu erheblichen Gedeihstörungen führen. Differentialtherapeutisch sind die unter → *Pylorospasmus* genannten Homöopathika sowie die *Konstitutionsmittel* zu berücksichtigen (Seite 86 und 133).

Pylorospasmus

Muskuläre Hypertrophie des Pylorus und des pylorusnahen Antrums. Der Ausprägungsgrad wird zur Grenze für eine konservative Therapie.

Symptomatik	Arzneimittel
Konservativer Therapieversuch	Cuprum metallicum
Bei Frühsymptomen	Magnesium phosphoricum
Neuropathisches Kind	Strychnos ignatii

Cuprum metallicum

Konservativer Therapieversuch aufgrund der klinischen Diagnose.

Dosierung: D30, 1–2 × wöchentlich 5 Globuli

Magnesium phosphoricum

Bei den ersten Anzeichen eines Pylorospasmus.

Dosierung: D6, 3 × täglich 1 Tablette

Strychnos ignatii (Ignatia)

Bei schreckhaften, sehr unruhigen Säuglingen (Neuropathie).

Dosierung: D12, 2 × täglich 5 Globuli

Malabsorptionssyndrom

Das Malabsorptionssyndrom als eine chronische nicht entzündliche Durchfallserkrankung ist eine Dünndarmerkrankung mit verminderter Resorption (Kuhmilchprotein- und Nahrungsmittelintoleranz; Zoeliakie). Neben diätetischen Maßnahmen eignen sich zur Initialtherapie nachstehende Homöopathika (mod. n. *H. Imhäuser*), wobei für eine längerfristige Behandlung *Konstitutionsmittel* notwendig (Seite 133) sind.

Symptomatik	Arzneimittel
Erbrechen von geklumpten Milch- und Speiseresten	Aethusa cynapium
Starke Blähungen mit Durchfällen	Argentum nitricum
Sauer riechende Stühle; saures Erbrechen	Magnesium carbonicum

Hinweis: Die *Eigenblut-Behandlung* sollte als biologische Basistherapie zusätzlich durchgeführt werden → Seite 142.

Aethusa cynapium

Milchunverträglichkeit, Milch wird in säuerlich riechenden Klumpen erbrochen; wäßrige Stühle. Erschöpfte, kaltschweißige, blasse Kinder.

Dosierung: D4, 3–4 × täglich 5 Globuli

Argentum nitricum

Starke Blähungen und heftiges Aufstoßen mit dünnflüssigen Stühlen nach der Nahrungsaufnahme.

Dosierung: D 12, 2 × täglich 5 Globuli

Magnesium carbonicum

Saures Erbrechen und Absetzen von sauer riechenden Stühlen (grünlich-schleimig); Schreiattacken nach den Mahlzeiten.

Dosierung: D 12, 2 × täglich 5 Globuli

Chronisch entzündliche Darmerkrankungen

Colitis ulcerosa und Ileitis terminalis (Morbus Crohn)sind chronisch entzündliche Darmerkrankungen unklarer Ätiologie; erforderlich ist eine fachärztliche Verlaufskontrolle (chirurgische Indikationsstellung, Prognose).
Die genannten Homöopathika eignen sich zur Initial- und Intervall-Therapie; zur längerfristigen Behandlung sind *Konstitutionsmittel* unabdingbar (Seite 133).

Hinweis: Vgl. auch → *Enterokolitis* (Seite 82).
Die *Eigenblut-Behandlung* sollte als biologische Basistherapie zusätzlich durchgeführt werden → Seite 142.

Symptomatik	Arzneimittel
Durchfälle mit starken Krämpfen	Acidum nitricum
Stühle mit Blutabgang	Erigeron canadensis
Blutig-schleimige Stühle	Mercurius corrosivus
Sich gußartig entleerende Stühle	Podophyllum peltatum

Acidum nitricum

Schleimig-blutige Durchfälle mit starken Tenesmen; abdominelle Krämpfe. Analgegend nässend, gereizt (Haut-Schleimhaut); Analfissuren.

Dosierung: D 12, 2 × täglich 5 Globuli

Erigeron canadensis

Durchfällige Stühle mit Blähungen; hellrote Blutauflagerungen.

Dosierung: D 4, 3 × täglich 5 Globuli

Mercurius corrosivus

Schleimig-blutige Stühle mit starken Schmerzen bei nächtlicher Verschlechterung. Sekrete und Schweiße sind sehr übelriechend.

Dosierung: D 6, 2 × täglich 5 Globuli

Podophyllum peltatum

Wässrige, unter Druck herausschießende Stühle (»Hydrantenstühle«) mit Schleimbeimengung, übelriechend. Verschlechterung am frühen Morgen.

Dosierung: D6, 3 × täglich 5 Globuli

Darmparasiten

Parasitäre Infektionen (Nematoden, Zestoden) sind im Kindesalter häufig. Die Anwendung von Arzneimitteln zur Wurmabtreibung ist häufig nicht zu umgehen.
Bei rezidivierendem Befall ist ein *Konstitutionsmittel* anzuwenden (Seite 133).

Symptomatik	Arzneimittel
Zur Wurmabtreibung	Cuprum oxydatum nigrum
Durch Wurmbefall verursachte Begleitsymptome	Cina

Cuprum oxydatum nigrum

Zur Abtreibung von Würmern.

Dosierung: D3, 3 × täglich 1 Tablette (über 4–6 Wochen)

Cina

Bei durch Wurmbefall verursachte Begleitsymptome (psychisch-somatisch). Versuch der Rezidivprophylaxe.

Dosierung: D6, 2 × täglich 5 Globuli

X Erkrankungen der Nieren und Harnwege

Harnwegsinfektionen

Harnwegsinfektionen, akut

Harnwegsinfektionen imponieren mit einer signifikanten Bakteriurie und Leukozyturie bei unterschiedlicher klinischer Symptomatik.
Die Homöotherapie kann auch mit einer eventuell notwendigen Chemo- oder Antibiotika-Therapie kombiniert werden.

Symptomatik	Arzneimittel
Akuter Harnwegsinfekt	Lytta vesicatoria
Harnwegsinfektion infolge von Nässe und Kälte	Solanum dulcamara
Infekt mit hochpathologischem Urinbefund	Mercurius corrosivus
Reizblasen-Syndrom	Pulsatilla pratensis
Zystitis infolge von Manipulation	Arnica montana

Hinweis: Vgl. auch → *chronisch rezidivierende Harnwegsinfektionen* (Seite 93).

Lytta vesicatoria (Cantharis)

Akuter Harnwegsinfekt mit Dysurie und Pollakisurie; sehr starke und brennende Schmerzen. Typischer Urinbefund.

Dosierung: D6, anfangs bis zu stündlich 3 Globuli

Solanum dulcamara (Dulcamara)

Akuter Harnwegsinfekt, auch Reizblase infolge von Nässe und Kälte, als Folge von raschem Temperaturwechsel (von warm nach kalt). Schmerzhaftes, gehäuftes Wasserlassen; klopfschmerzhaftes Nierenlager.

Dosierung: D6, anfangs bis zu stündlich 3 Globuli

Mercurius corrosivus

Harnwegsinfekt mit krampfartigen Schmerzen; Abgang von schleimig-eitrigem Urin. Fieber mit nächtlichen Schweißausbrüchen.

Dosierung: D6, 3 × täglich 1 Tablette

Pulsatilla pratensis

Reizblase, rezidivierende Harnwegsinfekte auch als Folge von Unterkühlung (z. B. infolge von kalten und nassen Füßen). Vermehrter Harndrang mit krampfartigen Schmerzen, bis zu den Oberschenkeln ausstrahlend. Weinerliches Kind.

Dosierung: D6, anfangs bis zu stündlich 3 Globuli

Arnica montana

Harnwegsinfekt infolge von Manipulation wie Katheterisierung oder auch traumatischer Schädigung.

Dosierung: D6, 3 × täglich 5 Globuli

Hinweis: Zur Nachbehandlung nach einer Antibiotika-Therapie eignet sich Sulfur D30 (5 Globuli als Einmalgabe).

Harnwegsinfektionen, chronisch

Die Behandlung chronisch rezidivierender Verläufe von Harnwegsinfektionen sind eine wichtige Domäne für die Homöotherapie, wobei eine mechanische Abflußbehinderung ggf. chirurgisch zu sanieren ist.
Zur längerfristigen Behandlung sind *konstitutiotrope* Homöopathika notwendig (Seite 133).

Symptomatik	Arzneimittel
Zustand nach akutem Harnwegsinfekt	Solidago virgaurea
Dumpfe Schmerzen im Nierenlager	Chimaphila umbellata
Chronisch rezidivierende Harnwegsinfekte	Fabiana imbricata
Stechende Schmerzzustände	Acidum nitricum
Chronische Schleimhauterkrankung	Thuja occidentalis

Hinweis: Die *Eigenblut-Behandlung* sollte als biologische Basistherapie zusätzlich durchgeführt werden →Seite 142.

Solidago virgaurea

Zustand nach Harnwegsinfekt, rezidivierendes Auftreten von Infekten nach Absetzen des Chemotherapeutikums; zur »Terrain-Sanierung«.

Dosierung: D2, 3 × täglich 5 Globuli (4–6–8 Wochen)

Chimaphila umbellata

Verstärkter Harndrang mit Brennschmerz während und nach der Miktion. Dumpfe Schmerzen im Nierenlager. Schleimiger, übelriechender Harn.

Dosierung: D3, 3 × täglich 5 Globuli

Fabiana imbricata

Chronifizierende Harnwegsinfekte mit rezidivierenden Schüben akuter Entzündungen, auch bei Nephrolithiasis. Oftmals blande Symptomatik. Versuch bei beginnender Niereninsuffizienz.*

Dosierung: D4, 3 × täglich 5 Globuli

Acidum nitricum

Stechende Schmerzen in der Harnröhre und am Genitale (»Splitterschmerz«) bei pathologischem Urinstatus (Erythrozyten, Leukozyten; Eiweiß, Zylinder). Urin dunkel, übelriechend. Starker Schweißgeruch.

Dosierung: D6, D12, 2 × täglich 5 Globuli

Thuja occidentalis

Chronisch rezidivierende Harnwegsinfektionen, oft mit blander Symptomatik.
Neigung zu Infekten der Atemwege (Sinusitis, Bronchitis) und der Harnwege bei deutlicher Unverträglichkeit und Abneigung gegen Kälte und Nässe.

* Zur Differentialtherapie vgl. *Spezialliteratur*

Häufiger Nebenbefund: Warzen, seborrhoischer Hautstatus.

Dosierung: D 12, 2 × täglich 5 Globuli

Hinweis: Als Zwischenmittel eignet sich Medorrhinum D 30 (5 Globuli im Abstand von 4 Wochen, insgesamt 3 ×) sowie abschließend D 200.

Nephropathien

Glomeruläre und tubuläre Nierenerkrankungen manifestieren sich aufgrund unterschiedlichster Ätiologie und Pathogenese in verschiedenste Krankheitsbilder.
Die homöopathische Behandlung (auch als Adjuvans!) setzt eine fachärztliche Diagnostik und Verlaufskontrolle voraus. Zur längerfristigen Behandlung sind *konstitutiotrope* Homöopathika notwendig (Seite 133).

Symptomatik	Arzneimittel *
Starke Ödembildung	Apis mellifica
Beginnende Urämie	Cuprum arsenicosum
Chronische Nephropathie	Phosphorus

* mod. n. *H. Imhäuser*

Hinweis: Die *Eigenblut-Behandlung* sollte als biologische Basistherapie zusätzlich durchgeführt werden → Seite 142.

Apis mellifica

<u>Ödembildung; Oligurie; Harn eiweiß- und zylinderhaltig.</u>
Kopfschmerzen; Übelkeit; Erbrechen. Auffallende Durstlosigkeit.

Dosierung: D 6, 3 × täglich 5 Globuli

Cuprum arsenicosum

Ödeme; Oligurie; blaß-zyanotische Haut; Müdigkeit. Beginnende Urämie.

Dosierung: D6, 2 × täglich 1 Tablette

Phosphorus

Chronische Nephropathie; Albuminurie, Blutungen (hämorrhagische Diathese).

Dosierung: D12, 2 × täglich 5 Globuli

XI Erkrankungen der Genitalorgane

Vulvovaginitis

Bei einer Entzündung der Vulva und Vaginalschleimhaut kann je nach Erreger eine antibiotische Behandlung notwendig werden.

Symptomatik	Arzneimittel
Trockene, entzündlich gereizte Schleimhaut	Atropa belladonna
Hochakut entzündlicher Prozeß	Mercurius solubilis
Dünnflüssiger Fluor vaginalis	Kreosotum

Hinweis: Als zusätzliche Behandlungsmaßnahme bewähren sich Sitzbäder mit Kamille.

Atropa belladonna (Belladonna)

Intensive Hautrötung. Vaginalschleimhaut sehr trocken und entzündlich gereizt; starkes Hitzegefühl mit Hyperästhesie.

Dosierung: D 6, 3–4 × täglich 5 Globuli

Mercurius solubilis

Hochakut entzündliches Geschehen mit übelriechendem Sekret und regionärer Lymphknotenschwellung.

Dosierung: D 12, 3 × täglich 1 Tablette

Kreosotum

Wundmachender scharfer Fluor vaginalis mit Brennen beim Wasserlassen. Vulva entzündlich geschwollen mit Pruritus.

Dosierung: D6, 3 × täglich 5 Globuli

Balanitis

Die Entzündung des Präputialsackes kann mit dysurischen Beschwerden verbunden sein.

Symptomatik	Arzneimittel
Rötung der Glans; Dysurie	Lytta vesicatoria
Hochakute Entzündung mit Lymphknotenschwellung	Mercurius solubilis
Entzündung am Haut-Schleimhautübergang	Acidum nitricum

Hinweis: Als zusätzliche Behandlungsmaßnahme bewähren sich Sitzbäder mit Kamille.

Lytta vesicatoria (Cantharis)

Starke Rötung der Glans und Brennschmerzen beim Wasserlassen.

Dosierung: D6, 3–4 × täglich 5 Globuli

Mercurius solubilis

Hochakut entzündliches Geschehen mit übelriechendem Sekret und regionärer Lymphknotenschwellung.

Dosierung: D 12, 3 × täglich 1 Tablette

Acidum nitricum

Entzündliche Schwellung der Glans, Entzündung auf Haut übergehend. Stechende Schmerzen auch beim Wasserlassen; wäßriges Sekret.

Dosierung: D 6, D 12, 3 × täglich 5 Globuli

Epididymitis, Orchitis

Entzündungen von Hoden und Nebenhoden sind im Kindesalter relativ selten (DD: Hodentorsion), können aber im Zusammenhang mit Mumps oder Harnwegsinfektionen auftreten.

Symptomatik	Arzneimittel
Plötzlicher Beginn der Entzündungszeichen	Atropa belladonna
Schmerzhafte Schwellung; milchiges Sekret	Pulsatilla pratensis
Protrahierter Verlauf	Thuja occidentalis

Atropa belladonna (Belladonna)

Plötzlicher Beginn mit starken Schmerzen (wellenartig), Schwellung und Rötung; Hitzegefühl.

Dosierung: D 6, anfangs bis zu stündlich 3 Globuli

Pulsatilla pratensis

Schwellung und Schmerzen; gehäufter Harndrang; Druckgefühl am Damm. Milchiges Sekret.

Dosierung: D4, 3–4 × täglich 5 Globuli

Thuja occidentalis

Subakutes/abklingendes Stadium, auch persistierende schmerzhafte Schwellung bei deutlicher Kälte- und Nässeverschlechterung; protrahierter Verlauf.

Dosierung: D12, 2 × täglich 5 Globuli

Hinweis: Als Zwischenmittel eignet sich Medorrhinum D30 (5 Globuli als Einmalgabe).

Maldescensus testis

Störung des Descensus testis, wobei die Einteilung je nach Lage der Hoden (Bauch, Leistenkanal etc.) vorgenommen wird. Eine rechtzeitige hormonelle Behandlung darf nicht versäumt werden!

Symptomatik	Arzneimittel *
Wechselnder Hoden-hochstand	Apis mellifica
Hodenhochstand	Aurum metallicum
Hodenhochstand	Plumbum metallicum

* mod. n. *W. Gawlik*

Apis mellifica

Wechselnde Lage des Hodens, oft auch nur einseitiger Hochstand.

Dosierung: D 12, 2 × täglich 5 Globuli

Aurum metallicum

Wichtiges Mittel bei Hodenhochstand, überwiegend nach der klinischen Diagnose eingesetzt.
Phänotypisch eher »Langsamentwickler«.

Dosierung: D 12, 2 × täglich 1 Tablette

Plumbum metallicum

Hodenhochstand, Hodenatrophie. Allgemeine Retardierung.

Dosierung: D 12, 2 × täglich 1 Tablette

Hinweis: Zusätzlich zu den genannten Homöopathika kann Testiculum D 12 (1 × täglich 5 Globuli) gegeben werden.

Hydrocele testis

Ansammlung von seröser Flüssigkeit zwischen den beiden Blättern der Tunica vaginalis (Hoden/Nebenhoden); hohe Spontanremission!

Symptomatik	Arzneimittel
Hydrozele oft auch bei Hodenhochstand	Apis mellifica
Hydrozele	Artemisia abrotanum
Hydrozele, auch als Zustand nach Entzündung	Rhododendron

Apis mellifica

Hydrozele, oft auch gleichzeitig bestehender Hodenhochstand.

Dosierung: D 6, 2 × täglich 5 Globuli

Artemisia abrotanum (Abrotanum)

Hydrozele unterschiedlicher Genese.

Dosierung: D 3, 2 × täglich 5 Globuli

Rhododendron

Hydrozele, auch als Begleiterscheinung nach einer Entzündung.

Dosierung: D6, 2 × täglich 5 Globuli

Hinweis: Artemisia abrotanum und Rhododendron können auch im Wechsel gegeben werden (n. *W. Quilisch*)

XII Erkrankungen der innersekretorischen Drüsen

Voraussetzung ist eine möglichst exakte Diagnosestellung. Je nach Schwere der Erkrankung kann das konstitutiotrope Homöopathikum auch zusätzlich zur konventionellen Behandlung eingesetzt werden.

Eine solche Konstitutionsbehandlung soll eine »Harmonisierung« im Sinne eines Ausgleichs der Über- resp. Unterfunktion innersekretorischer Drüsen bewirken (vgl. *Spezialliteratur*). Im wesentlichen sind folgende *Konstitutionsmittel* zu berücksichtigen (Seite 133):

Unterfunktion	**Überfunktion**
Barium carbonicum	Acidum silicicum
Calcium carbonicum	Argentum nitricum
Graphites	Calcium fluoratum
Kalium carbonicum	Calcium phosphoricum
Pulsatilla pratensls	Phosphorus
Psorinum	Tuberkulinum

Hinweis: Möglich ist auch die Anwendung der jeweiligen Organ-Nosode als *biologische Basis-Behandlung*. Empirisch werden zur Organ-Anregung (»Hypo«) tiefere Potenzen (D3, D4, D6) und zur Organ-Dämpfung (»Hyper«) höhere Potenzen (D12, D30) eingesetzt; weitere Hinweise zu den Organpräparaten sind von den Herstellerfirmen direkt zu erhalten.

XIII Erkrankungen der Haut

Der homöotherapeutische Ansatz geht von einer systemischen Behandlung aus; die Anwendung von Externa hat nur adjuvanten Charakter.
Die Auswahl des organotropen Homöopathikums orientiert sich insbesondere an der Morphologie sowie an der Akuität; chronische Hauterkrankungen werden mit konstitutiotropen Homöopathika behandelt.

Bakterielle Hauterkrankungen

Je nach Therapieerfahrung kann eine antibiotische Behandlung notwendig werden.
Wegen der morphologischen Entwicklung werden therapeutisch zusammenfassend besprochen

- **Impetigo**
- **Erysipel**
- **Furunkel**
- **Akne vulgaris**

Symptomatik	Arzneimittel
Progrediente Entzündungssymptomatik	Atropa belladonna
Ödematöse Schwellung	Apis mellifica
Bläschenbildung	Rhus toxicodendron
Blasenbildung	Lytta vesicatoria
Abszedierende Entzündung	Hepar sulfuris
Rezidivierende chronische Eiterungen	Acidum silicicum

Hinweis: Die *Eigenblut-Behandlung* sollte als biologische Basistherapie insbesondere bei Rezidiven zusätzlich durchgeführt werden → Seite 142.
Als Externum hat sich Echinacea-Salbe bewährt.

Atropa belladonna (Belladonna)

Rötung und Überwärmung der Haut mit rasch progredienter Entzündungssymptomatik.

Dosierung: D6, anfangs bis zu stündlich 3 Globuli

Apis mellifica

Ödematöse Schwellung, Bildung von Quaddeln; hellrote bis blasse Hautfarbe. Gefühl von brennender Hitze mit großer Berührungsempfindlichkeit der betroffenen Hautfläche. Besserung durch Kälteanwendung.

Dosierung: D6, 3–4 × täglich 5 Globuli

Rhus toxicodendron

Erysipelartige Schwellung mit Bildung von kleineren Bläschen. Geröteter Hof, wäßrig-seröser Inhalt; Brennschmerz. Verschlechterung durch Kälte- und Wasseranwendung.

Dosierung: D12, 3 × täglich 5 Globuli

Lytta vesicatoria (Cantharis)

Erythem mit Bildung von größeren Blasen und Übergang zu Pustelbildung. Besserung durch Kälteanwendung.

Dosierung: D6, 3–4 × täglich 5 Globuli

Hepar sulfuris

Abszedierende Entzündung, übelriechende Eiterbildung, auch bei geringfügigen Verletzungen. Bei schlechter Heilungstendenz zur Anregung der Granulation.

Dosierung: D6, anfangs bis zu stündlich 1 Tablette (zur beschleunigten Abszeßreifung)
D12, 2 × täglich 1 Tablette
(Zur Anregung der Granulation)

Acidum silicicum (Silicea)

Rezidivierende, eiternde Entzündungen bei geringer Virulenz; Fistelbildung. Übelriechende Sekretion.
Allgemeine Verschlechterung durch Kälte und Nässe.

Dosierung: D12, 1–2 × täglich 1 Tablette

Viruserkrankungen der Haut

Herpes simplex

Virustyp I entwickelt sich im Haut- und Schleimhautbereich um den Mund und im Gesicht, Virustyp II befällt insbesondere die Genitalgegend (CAVE: Keratoconjunctivitis herpetica).

Symptomatik	Arzneimittel
Folge von Kälte und Nässe	Solanum dulcamara
Im Verlaufe eines Infektes	Rhus toxicodendron
Durch intensive Sonnenbestrahlung	Natrium chloratum
Neigung zur Eiterbildung	Hepar sulfuris

Hinweis: Die *Eigenblut-Behandlung* sollte als biologische Basistherapie bei Rezidiven zusätzlich durchgeführt werden → Seite 142.

Solanum dulcamara (Dulcamara)

Herpes durch Erkältung und Durchnässung, als Folge von raschem Temperaturwechsel (von warm nach kalt).

Dosierung: D6, 3–4 × täglich 5 Globuli

Rhus toxicodendron

Herpes im Verlaufe eines fieberhaften Infekts; Neigung zu Eiterbildung.

Dosierung: D12, 2–3 × täglich 5 Globuli

Natrium chloratum

Herpes durch sehr intensive Sonnenbestrahlung, Aufenthalt am Meer; auch nach Verzehr von Meeresfrüchten.

Dosierung: D12, 2–3 × täglich 5 Globuli

Hepar sulfuris

Herpes mit Eiterung und Krustenbildung.

Dosierung: D 12, 2–3 × täglich 5 Globuli

Verrucae

Auftreten als Verrucae vulgares, plantares (»Dornwarze«) und planae juvenilis.

Symptomatik	Arzneimittel
Weiche, gezackte Warzen	Acidum nitricum
Weiche, große Warzen	Thuja occidentalis
Verhornte Warzen	Antimonium crudum
Hornige, rissige Warzen	Causticum

Hinweis: Die *Eigenblut-Behandlung* sollte als biologische Basistherapie zusätzlich durchgeführt werden → Seite 142.

Acidum nitricum

Weiche Warzen mit gezackter Oberfläche, auch gestielt.

Dosierung: D 12, 2 × täglich 5 Globuli

Thuja occidentalis

Weiche, relativ große Warzen (isoliert) von dunkler Farbe.

Dosierung: D 12, 2 × täglich 5 Globuli

Antimonium crudum

Verhornte, sehr harte Warzen, eher flach (»Dornwarzen«); Schwielenbildung.

Dosierung: D 12, 2 × täglich 1 Tablette

Causticum

Hornige, rissige Warzen, oft an prominenter Stelle, dabei Gefahr der Verletzung.

Dosierung: D 12, 3 × täglich 1 Tablette

Hinweis: In der Literatur werden für diesen Anwendungsbereich auch Höchstpotenzen (z. B. C 1000) 5 Globuli als Einmalgabe empfohlen.

Molluscum contagiosum

Halbkugelig aus der Haut herausragende, weißlich-gelbe Knötchen mit zentraler Eindellung (»Dellwarze«).
Eine Behandlung mit *konstitutiotropen* Homöopathika ist notwendig (Seite 133).

Die *Eigenblut-Behandlung* sollte als biologische Basistherapie zusätzlich durchgeführt werden → Seite 142.

Allergische Hauterkrankungen

Häufigere allergische Hauterkrankungen sind

- Arzneimittelexanthem
- Urtikaria/Quincke-Ödem

Vgl. auch → *Dermatitis und Ekzem* (Seite 114).

Arzneimittelexanthem

Arzneimittelinduzierte Hautveränderungen sind morphologisch oft nicht von Hauterkrankungen anderer Ätiologie zu unterscheiden.

Symptomatik	Arzneimittel
Haut- und Darm-Symptomatik	Okoubaka
Zustand nach Antibiotika-Gabe	Phosphorus
Dermatitis, akneforme Pusteln	Strychnos nux vomica

Hinweis: Die *Eigenblut-Behandlung* sollte als biologische Basistherapie zusätzlich durchgeführt werden (im akuten Stadium: C5, 1× täglich 3 Tropfen) →Seite 142.

Okoubaka

Unverträglichkeit von chemisch-synthetischen Substanzen; dabei Exanthementwicklung und/oder enteritische Symptome.

Dosierung: D3, 3× täglich 1 Tablette

Phosphorus

Trocken-schuppendes Exanthem als Folge einer Antibiotika-Therapie; brennende Schmerzen.

Dosierung: D 12, 2 × täglich 5 Globuli
D 30, 5 Globuli als Einmalgabe (und bedarfsweise Wiederholung), n. *G. Köhler*

Strychnos nux vomica (Nux vomica)

Polymorphe, arzneimittelinduzierte Exantheme; akneforme Pusteln.

Dosierung: D 6, 3 × täglich 5 Globuli

Urtikaria, Quincke-Ödem

Ursache können allergische Reaktionsmechanismen und auch nicht-immunologische Intoleranzreaktionen gegen Pharmaka, physikalische Einwirkungen etc. sein.

Symptomatik	Arzneimittel
Urtikaria bei deutlicher Wärmeverschlechterung	Apis mellifica
Folge intensiver Sonnenbestrahlung	Natrium chloratum
Folge von Kälteeinwirkung	Solanum dulcamara
Urtikaria mit Brennschmerz	Urtica urens

Hinweis: Die *Eigenblut-Behandlung* sollte als biologische Basistherapie zusätzlich durchgeführt werden (im akuten Stadium: C5, 1× täglich 3 Tropfen) → Seite 142.

Apis mellifica

Quaddelbildung, ödematöse Schwellung; hellrote bis blasse Hautfarbe, Gefühl von brennender Hitze mit deutlicher Berührungsempfindlichkeit des betroffenen Hautareals. Besserung durch Kälteanwendung.

Dosierung: D6, 3–4× täglich 5 Globuli

Natrium chloratum

Urtikaria und »Frieselbildung« bei fettiger oder sehr trockener Haut, vor allem an der Stirnhaargrenze.
Auslöser sind zumeist intensive Sonneneinstrahlung, Aufenthalt am Meer sowie Verzehr von Meeresfrüchten.

Dosierung: D12, 2× täglich 5 Globuli
D30, 5 Globuli als Einmalgabe (bedarfsweise Wiederholung)

Solanum dulcamara (Dulcamara)

Urtikaria durch Erkältung und Durchnässung als Folge von raschem Wetter- und Klimawechsel (von warm nach kalt).

Dosierung: D6, 3–4× täglich 5 Globuli

Urtica urens

Urtikaria mit starkem Brennschmerz, Jucken bei deutlicher Wärmeverschlechterung.

Dosierung: D4, 3–4 × täglich 5 Globuli

Dermatitis und Ekzem

Bei diesen akuten und chronischen entzündlichen Hauterkrankungen unterschiedlichster Ätiologie handelt es sich insbesondere um

- Kontaktdermatitis und -ekzem
- Windeldermatitis
- Seborrhoisches Säuglingsekzem
- Endogenes Ekzem

Die längerfristige Behandlung erfolgt mit konstitutiotropen Homöopathika. Die Auswahl muß nach klassischen Kriterien erfolgen (u. a. umfassende Anamnese etc.). Vgl. → *Konstitutionsmittel* (Seite 133).

Die *Eigenblut-Behandlung* sollte als biologische Basistherapie zusätzlich durchgeführt werden → Seite 142.

Kontaktdermatitis und -ekzem

Im Hinblick auf die akute resp. chronische ekzematöse Reaktion ist die Ausschaltung der schädigenden Kontakte entscheidend.

Symptomatik	Arzneimittel
Ödematöse Schwellung	Apis mellifica
Blasenbildung	Lytta vesicatoria
Abszedierende Entzündung	Hepar sulfuris

Apis mellifica

Ödematöse Schwellung, Bildung von Quaddeln; hellrote bis blasse Hautfarbe, Brennschmerz mit deutlicher Berührungsempfindlichkeit der betroffenen Hautstellen. Besserung durch Kälteanwendung.

Dosierung: D6, 3–4 × täglich 5 Globuli

Lytta vesicatoria (Cantharis)

Erythem mit Bildung von größeren Blasen und Übergang zur Pustelbildung. Besserung durch Kälteanwendung.

Dosierung: D6, 3–4 × täglich 5 Globuli

Hepar sulfuris

Abszedierende Entzündung, beginnende Eiterbildung auch bei geringfügigen Verletzungen, Sekretion übelriechend.

Dosierung: D6, 3–4 × täglich 1 Tablette

Windeldermatitis

Flächenhafte Rötung im Windelbereich; auch Auftreten von Bläschen und Nässen.
Eine strenge Hygiene und Pflege ist die Basistherapie!

Symptomatik	Arzneimittel
Im Zusammenhang mit Zahnungsdurchfällen	Matricaria chamomilla
Sezernierende, übelriechende Dermatitis	Graphites
Bläschen- und Krustenbildung	Clematis recta

Matricaria chamomilla (Chamomilla)

Entzündliche Rötung im Anus-Genitalbereich; begleitende Zahnungsdurchfälle.

Dosierung: D 12, 2–3 × täglich 5 Globuli

Graphites

Winderdermatitis mit Krustenbildung; gelbliches, übelriechendes Sekret. Ausbreitungstendenz der Dermatitis auf Unterbauch und Rücken.

Dosierung: D 12, 2 × täglich 5 Globuli

Clematis recta

Stark gerötete Haut mit Bläschenbildung (krätzeartig); Krustenbildung. Verschlechterung durch Waschen.

Dosierung: D 6, 3 × täglich 5 Globuli

Seborrhoisches Säuglingsekzem

Fettige Schuppenauflagerungen im Scheitelbereich (Gneis) zumeist in den beiden ersten Lebensjahren.

Symptomatik	Arzneimittel
Verkrustetes Ekzem; Aphthen	Natrium tetraboracicum
Deutliche Kälteverschlechterung	Petroleum
Nässendes Ekzem; Pustelbildung	Sarsaparilla

Natrium tetraboracicum (Borax)

Verkrustete Kopfhaut mit Schuppenbildung; Neigung zu Hauteiterungen. Anamnestisch auch rezidivierende Aphthen.

Dosierung: D6, 2× täglich 1 Tablette

Petroleum

Rissiges, verkrustetes Ekzem, schrundig mit deutlicher Verschlechterung in der kalten Jahreszeit.

Dosierung: D12, 2× täglich 5 Globuli

Sarsaparilla

Kopfekzem nässend, eiternd, auch Pustelbildung; lymphatische Mitreaktion.

Dosierung: D12, 2× täglich 5 Globuli

Endogenes Ekzem

Häufigste Ekzemkrankheit des Kindesalters auf der Basis einer Atopie.
Die genannten Homöopathika eignen sich zur Initialtherapie; längerfristig muß mit sorgfältig gewählten *Konstitutionsmitteln* behandelt werden; eine *Eigenblut-Behandlung* sollte zusätzlich durchgeführt werden.

Symptomatik	Arzneimittel
Nässendes Ekzem mit Krustenbildung	Daphne mezereum
Blutende Exkoriationen, übelriechend	Kreosotum
Ekzem, insbesondere am Kopfbereich	Nerium oleander
Sehr trockenes, borkiges Ekzem	Viola tricolor

Hinweis: Vgl. auch → *Seborrhoisches Säuglingsekzem* (Seite 117).
Als Externum kann **Cardiospermum-Salbe** angewendet werden.

Daphne mezereum (Mezereum)

Stark juckendes, nässendes Ekzem mit Krustenbildung; schleimig-eitrige Sekretion; auch Bläschenbildung.
Verschlechterung durch Waschen und in der Bettwärme.

Dosierung: D6, 3 × täglich 5 Globuli

Kreosotum

Nässendes, schorf-bildendes Ekzem, sehr übelriechend. Neigung zu blutenden Exkoriationen (»kratzt sich wund«).

Dosierung: D 12, 2–3 × täglich 5 Globuli

Nerium oleander (Oleander)

Juckendes und nässendes Ekzem, insbesondere im Kopfbereich; auch Befall des Gehörganges.

Dosierung: D 6, 2–3 × täglich 5 Globuli

Viola tricolor

Sehr krustiges, borkiges Sekret; trockene Haut; Papeln, Pusteln.

Dosierung: D 3, 3 × täglich 5 Globuli

XIV Psychische Störungen im Kindesalter

Psychische Störungen umfassen die Einschränkungen der Erlebens- und Beziehungsmöglichkeiten sowie die Beeinträchtigungen der Lern-, Orientierungs- und Problemlösungsmöglichkeiten.*
Die Homöotherapie ist im Rahmen eines Gesamtkonzeptes zur Behandlung psychischer Störungen zu sehen; ihr Therapieansatz kann (längerfristig) nur über konstitutiotrope Homöopathika erfolgen. Dies gilt insbesondere auch für Krankheitsbilder wie dem autistischen Syndrom oder der Anorexia nervosa. (Bemerkung: die homöopathische Behandlungsmöglichkeiten von Epilepsien sind sehr begrenzt).

Neuropathie

Die Bezeichnung Neuropathie umfaßt Abweichungen der vegetativen und motorischen Reaktionen: Trinkschwierigkeiten, Schreckhaftigkeit etc. im Säuglingsalter; Eßstörungen, Nägelkauen in der Kleinkinderzeit; Schmerzsyndrome, Kreislaufdysregulation etc. im Schulalter.
Zur Initialtherapie: vgl. → unter den jeweiligen Organgebieten; zur Langzeitbehandlung: vgl. → *Konstitutionsmittel* (Seite 133).

* *M. F. Specht:* Kinder- und Jugendpsychiatrie. In: *F. C. Sitzmann* (Hrsg.): Kinderheilkunde. 6. Aufl., Hippokrates Verlag, Stuttgart 1988

Schulschwierigkeiten

Die Schulschwierigkeiten äußern sich als Lernstörungen und Reaktionen auf schulbezogene Probleme.

Symptomatik	Arzneimittel
Konzentrationsmangel	Kalium phosphoricum
Schulangst	Argentum nitricum
Schwächezustände	Acidum phosphoricum

Argentum nitricum

Große Nervosität und Angst vor Klassenarbeiten; Bauchkrämpfe und Durchfall am Morgen vor der Prüfung.

Dosierung: D12, 2 × täglich 5 Globuli

Acidum phosphoricum

Psychische und physische Schwäche; klagt über wachstumsbedingte Knochenschmerzen. Benötigt häufige Ruhepausen, um danach weiterarbeiten zu können.

Dosierung: D6, 3 × täglich 5 Globuli

Kalium phosphoricum

Kann sich nicht auf die Schularbeiten konzentrieren; klagt über Kopfschmerzen nach der Schule und den Hausaufgaben; ist rasch ermüdbar.

Dosierung: D6, 3 × täglich 1 Tablette

Hinweis: Empirisch bewährt haben sich nach *M. Dorcsi*

Luesinum D200 bei Rechenschwäche
Medorrhinum D200 bei Schreibschwäche
Tuberkulinum D200 bei Lernproblemen von Fremdsprachen.

Die Nosoden werden als Einmalgabe (5 Globuli in mehrwöchigen Abständen) zusammen mit dem individuell gewählten Konstitutionsmittel gegeben.

Schlafstörungen

Die Anwendung eines Homöopathikums hat das Ziel den physiologischen Schlaf-Wach-Rhythmus wiederherzustellen.

Symptomatik	Arzneimittel
Schlafstörungen wegen Gedankenfluß	Coffea arabica
Das Kind macht die Nacht zum Tag	Cypripedium pubescens
Angst in der Dunkelheit	Datura stramonium

Coffea arabica

Einschlafstörungen wegen großem Gedanken- und Ideenfluß; allgemeine Unruhe, wälzt sich im Bett. Schweißausbrüche.

Dosierung: D6, abends 5 Globuli

Cypripedium pubescens

Mitten in der Nacht wacht das Kind auf, spricht, singt und möchte spielen; es ist nur schwer zu beruhigen.

Dosierung: D6, abends 5 Globuli

Datura stramonium (Stramonium)

Das Kind hat nachts Angst in der Dunkelheit, möchte nicht allein im Zimmer bleiben; angstvolle Phantasien (Pavor nocturnus).

Dosierung: D12, abends 5 Globuli
D30, 1–2 × wöchentlich 5 Globuli

Hyperkinetisches Syndrom

Ausgeprägte, ungehemmte Überaktivität im Sinne einer motorischen Unruhe (auch sog. Aufmerksamkeits-Mangel-Syndrom). Im wesentlichen sind differentialtherapeutisch vor allem *konstitutiotrope* Homöopathika zu berücksichtigen (Seite 133).

Stottern, Ticks

Für die homöopathische Behandlung ist es wichtig, die »Causa« (Ätiologie) zu eruieren, welche zumeist auf psychischem Gebiet liegt, wie z. B. Folgen von Schreck, Aufregung etc. Differentialtherapeutisch sind *konstitutiotrope* Homöopathika zu berücksichtigen (Seite 133).

Symptomatik	Arzneimittel
Stottern, Unruhezustände	Amanita muscaria
Folgen von Schreck und Angst	Opium
Choreatische Bewegungen	Tarantula hispanica

Amanita muscaria (Agaricus)

Stottern, Unruhezustände mit unkoordinierten Bewegungen, auch Grimassieren.
Kognitive Entwicklungsstörungen.

Dosierung: D 12, 1–2 × täglich 1 Tablette
D 30, 1–2 × wöchentlich 1 Tablette

Opium

Psychische und somatische Folgen von Schreck und Angst, wie z. B. Schlafstörungen, Stottern, Ticks.

Dosierung: D 12, 1–2 × täglich 5 Globuli
D 30, 1–2 × wöchentlich 5 Globuli

Tarantula hispanica

Übererregung von Psyche und Soma, auch mit choreatischen Bewegungen und Zuckungen.

Dosierung: D 12, 1–2 × täglich 5 Globuli
D 30, 1–2 × wöchentlich 5 Globuli

Enuresis

Einnässen (tags/nachts) ist Ausdruck einer psychosomatischen Erkrankung.
Differentialtherapeutisch sind die *konstitutiotropen* Homöopathika zu berücksichtigen (Seite 133).

Symptomatik	Arzneimittel
Inkontinenz tags und nachts	Atropa belladonna
Gehäufter Harndrang	Equisetum hiemale
Schließmuskelschwäche	Petroselinum

Atropa belladonna (Belladonna)

Inkontinenz am Tage und bei Nacht (im ersten Schlaf); nächtliches Aufschreien, Kopfrollen.

Dosierung: D 12, 1–2 × täglich 5 Globuli
D 30, 1–2 × wöchentlich 5 Globuli

Equisetum hiemale

Häufiger Harndrang, Harnabgang im ersten Schlaf; auch chronische »Reizblase«.

Dosierung: D 4, 2–3 × täglich 5 Globuli

Petroselinum

Unwiderstehlicher Harndrang; muß dringend Wasser lassen (funktionelle Schließmuskelschwäche).

Dosierung: D 6, 2–3 × täglich 5 Globuli

Hinweis: Als Zwischenmittel eignet sich Tuberkulinum D200 (5 Globuli als Einmalgabe) in mehrwöchigen Abständen.

Enkopresis

Häufiger, unkontrollierter Stuhlabgang auch ohne organische Ursache. Differentialtherapeutisch sind *konstitutiotrope* Homöopathika zu berücksichtigen (Seite 133).

Symptomatik	Arzneimittel
Durchfälliger Stuhl mit Blähungen	Aloe
Abgang von hartem Stuhl	Causticum

Hinweis: Vgl. auch → *Enterokolitis* (Seite 82).

Aloe

Heftigster Stuhldrang; weich bis wässrige Stuhlentleerungen mit viel Blähungen.

Dosierung: D6, 2–3 × täglich 5 Globuli

Causticum

Unfreiwilliger Abgang von hartem, knolligem Stuhl, auch zusammen mit unfreiwilligem Harnabgang.

Dosierung: D6, 2–3 × täglich 1 Tablette

XV Impfungen und Impffolgen

Impfungen sowie deren (unerwünschte)Folgen werden häufig kontrovers diskutiert. Pragmatisch kann unterteilt werden in

- absolut notwendige Impfungen (Polio, Diphtherie, Tetanus),
- relativ notwendige Impfungen (Masern, Mumps, Keuchhusten).

Um mögliche unerwünschte Wirkungen zu minimieren, können folgende Homöopathika eingesetzt werden:

Symptomatik	Arzneimittel
Allgemeine und lokale Impfunverträglichkeit	Thuja occidentalis
Ekzembildung nach Impfung	Acidum silicicum
Unruhezustände nach Impfung	Zincum metallicum

Thuja occidentalis

Lokale Impfreaktion mit Pustelbildung; allgemeine Unverträglichkeit der Impfung.

Dosierung: D12, 2 × täglich 5 Globuli (über 2–3 Wochen)

Hinweis: Zur Prophylaxe: 2 Tage vor der Impfung mit der Medikation beginnen.

Acidum silicicum (Silicea)

Erstmaliges Auftreten bzw. deutliche Verschlechterung einer ekzematischen Erkrankung nach einer Impfung.

Dosierung: D12, 1–2× täglich 1 Tablette
D30, 1–2× wöchentlich 1 Tablette

Zincum metallicum

Motorische Unruhezustände und Schlafstörungen nach einer Impfung resp. Verschlechterung dadurch.

Dosierung: D12, 1–2× täglich 1 Tablette
D30, 1–2× wöchentlich 1 Tablette

Hinweis: Bei anhaltenden Nebenwirkungen einer Impfung kann die entsprechende Nosode (z.B. Diphtherinum) als D30 (5 Globuli als Einmalgabe) in mehrwöchigen Abständen zusätzlich gegeben werden.

XVI Unfälle und Folgezustände

Notfallmedizinische Maßnahmen (Elementarhilfe) können nicht durch Homöopathika ersetzt werden. Sie konkurrieren auch nicht mit einer notwendigen chirurgischen Therapie; dies gilt auch für Vergiftungen.
Homöopathika können nach Schweregrad (Verletzung, Verbrennung) allein oder in Kombination mit konventionellen Methoden zumal bei einer ambulanten Unfall-Versorgung eingesetzt werden. Bewährt hat sich die Homöotherapie auch zur Behandlung von Folgezuständen.

Hinweis: Als Externa haben sich Echinacea-Salbe, Calendula-Salbe und Hamamelis-Tinktur bewährt.

Symptomatik	Arzneimittel
Blutungen	Hamamelis virginiana
Commotio cerebri	Hypericum perforatum
Frakturbehandlung	Calcium phosphoricum
Hämatome	Arnica montana
Insektenstiche	Ledum palustre
Operationsfolgen	Chininum arsenicosum
Sonnenallergie	Natrium chloratum
Sonnenstich	Atropa belladonna
Sportverletzungen	Rhus toxicodendron
Verbrennungen	Lytta vesicatoria
Verbrennungsfolgen	Causticum
Vergiftungsfolgen	Okoubaka

Arnica montana

Allgemeines Wundheilmittel insbesondere bei stumpfen, auch großflächigen Traumen mit ausgeprägten Hämatomen. Postoperative Blutungen. Wundheilungsstörungen.

Dosierung: D6, 3 × täglich 5 Globuli
D30, 1–2 × wöchentlich 5 Globuli

Atropa belladonna (Belladonna)

Insolation mit gerötetem Gesicht, weiten Pupillen; Unruhe. Hautrötung.

Dosierung: D6, anfangs bis zu stündlich 3 Globuli

Calcium phosphoricum

Bei Frakturen zur Anregung der Kallusbildung; auch bei Grünholzfrakturen.

Dosierung: D6, 2 × täglich 1 Tablette

Causticum

Zustand nach Verbrennung mit Kelloidbildung und Neigung zu Gewebsschrumpfung.

Dosierung: D6, 2 × täglich 1 Tablette

Hinweis: Als Externum bewährt sich Silicea-Salbe.

Chininum arsenicosum

Zustand nach fieberhafter Erkrankung oder Operation mit Blut- und Sekretverlust.

Dosierung: D6, 2 × täglich 1 Tablette

Hamamelis virginiana

Blutungen infolge von Trauma; auch bei Nasenbluten.

Dosierung: D6, anfangs bis zu stündlich 3 Globuli

Hypericum perforatum

Commotio und deren Folgen, wie Übelkeit, Schwindelgefühl, Kopfschmerzen.

Dosierung: D6, 3–4 × täglich 5 Globuli
D30, 1–2 × wöchentlich 5 Globuli (bei länger zurückliegenden Ereignissen)

Ledum palustre

Insektenstiche; auch bei beginnender Entzündung und starkem Juckreiz.

Dosierung: D6, 3 × täglich 5 Globuli
D30, 1–2 × wöchentlich 5 Globuli (bei verzögert eintretender Besserung)

Hinweis: Als Externum bewährt sich Hamamelis-Salbe.

Lytta vesicatoria (Cantharis)

Verbrennungen mit Blasenbildung; starke Schmerzen.

Dosierung: D6, anfangs bis zu stündlich 3 Globuli

Natrium chloratum

Sonnenunverträglichkeit und Folgen von zu starker Besonnung mit Hautrötung, Bildung von Pusteln; Juckreiz.

Dosierung: D12, 2 × täglich 1 Tablette

Okoubaka

Folgen einer Ingestion / Intoxikation mit anhaltender Übelkeit, Erbrechen und Stuhlunregelmäßigkeit; allgemeines Unwohlsein.

Dosierung: D3, 3 × täglich 1 Tablette

Rhus toxicodendron

Überanstrengung oder Verletzung von Muskel, Sehnen und Bändern; Muskelkater. Distorsion.

Dosierung: D12, 2 × täglich 5 Globuli

XVII Konstitutionsmittel

Konstitutionell wirkende Homöopathika erfassen die »Gesamtheit der Symptomatik« (psychisch-somatisch) und werden insbesondere zur Langzeitbehandlung und von daher bei chronischen Erkrankungen sowie auch bei psychischen Störungen eingesetzt.
Die genannten Konstitutionsmittel sind mit ihrer relevanten Personotropie kurz charakterisiert (vgl. *Spezial-Literatur*).

Acidum arsenicosum (Arsenicum album)

Das Kind wirkt »durchscheinend«, zart und furchtsam. Kleinste Begebenheiten lösen eine große Unruhe, ja sogar regelrechte Angstzustände aus; Furcht vor dem Alleinsein. Ausgeprägte Ordnungsliebe, peinliche Sauberkeit. Überempfindlich gegen Geräusche und Gerüche.
Chronifizierende Schleimhaut- und Hauterkrankungen wie z. B. Asthma bronchiale und Neurodermitis (wechselweises Auftreten); Periodizität der Krankheitserscheinungen. Deutliche Verschlechterung um Mitternacht.

Dosierung: D 12, 2 × täglich 5 Globuli
D 30, 1–2 × wöchentlich 5 Globuli

Acidum silicicum (Silicea)

Zurückhaltendes, introvertiertes Kind, empfindsam und schwierig; mangelndes Selbstvertrauen.
Körperlich schwach, blasse Hautfarbe, schlaffe Muskulatur, rasch ermüdbar und leicht frierend; auffallend ist das geblähte Abdomen.
Rezidivierende Entzündungen an Haut und Schleimhaut

mit übelriechender Sekretion bei Neigung zur Chronifizierung. Verschlechterung durch Kälte und Nässe sowie Zugluft; Besserung durch Wärme.

Dosierung: D 12, 2 × täglich 1 Tablette
D 30, 1–2 × wöchentlich 1 Tablette

Antimonium crudum

Meist übergewichtiges Kind mit störrischem Verhalten (»will sich nicht anschauen lassen«); beginnt sofort zu weinen und zu schreien, wobei Trösten verschlimmert.
Es leidet an entzündlich krustigen Hauterkrankungen und an Warzenbildungen, was ihm ein ungesundes Aussehen gibt. Gastro-Enteritiden als Folge von übermäßigem Essen sowie von sauren Speisen (Fruchtsäfte etc.).

Dosierung: D 12, 2 × täglich 5 Globuli
D 30, 1–2 × wöchentlich 5 Globuli

Barium carbonicum

Klein wirkende, plumpe Kinder mit psychischer und physischer Entwicklungsverzögerung; Unterfunktion inkretorischer Drüsen. Unfähigkeit sich zu konzentrieren, schreckhafte Furcht.
Neigung zu Tonsillenhyperplasie, Lymphadenopathie sowie Erkältungskrankheiten; übelriechende Fußschweiße.

Dosierung: D 12, 2 × täglich 5 Globuli
D 30, 1–2 × wöchentlich 5 Globuli

Calcium carbonicum

Adipöses, frostiges Kind ohne Eigeninitiative; wenig geistige und körperliche Energien. Langes Offenbleiben der Fontanellen; verzögerter Zahndurchbruch. Pastöses Gewebe bei Neigung zu verschleppten Krankheitszuständen, insbesondere der Atemwege und der Haut mit Lymphknotenschwellungen. Rezidivierende Gastro-Enteritiden mit säuerlichem Geruch der Exkrete; sauer riechende Kopfschweiße. Unverträglichkeit von Milch, Verlangen nach Eiern.
Verschlechterung durch feucht-kaltes Wetter.

Dosierung: D 12, 2 × täglich 5 Globuli
D 30, 1–2 × wöchentlich 5 Globuli

Calcium fluoratum

Impulsives, auch aggressives Kind mit mangelnder Selbstdisziplin. Eher schwach entwickelte Muskulatur, schlaffe Bänder und primär überstreckbare Gelenke; mangelnde Bewegungs-Koordination. Oft plumper Körperbau. Rezidivierende Lymphdrüsenschwellungen, Neigung zu rachitischen Knochendeformierungen.

Dosierung: D 12, 2 × täglich 1 Tablette
D 30, 1–2 × wöchentlich 1 Tablette

Calcium phosphoricum

Asthenisches, hochgeschossenes Kind mit schlechter Haltung. Sehr lebendig, schreckhaft, leichte Lernfähigkeit; klagt über Kopfschmerzen durch geistige Betätigung. Rezidivierende Bronchitiden.
Bevorzugt werden pikante und geräucherte Speisen. Große Empfindlichkeit gegen Kälte und Nässe.

Dosierung: D 12, 2 × täglich 1 Tablette
D 30, 1–2 × wöchentlich 1 Tablette

Causticum

Argwöhnisch, ängstlich, überempfindlich; das Kind weint schon, wenn es ein anderes bei der Untersuchung sieht; möchte nicht alleine sein. Nachts sehr unruhig.
Neigung zu Enuresis, auch Spontanabgang von Urin beim Pressen (Husten, Lachen). Gehäufte Infekte der Atemwege. Warzenbildung bei trockener Haut.
Auffallende Abneigung gegen Süßigkeiten.

Dosierung: D12, 2 × täglich 5 Globuli
D30, 1–2 × wöchentlich 5 Globuli

Graphites

Adipöses, schweres Kind mit wenig Selbstbewußtsein; träges Verhalten, rasch ermüdbar. Es ist ihm immer zu kalt. Guter Appetit, aber auch Abneigung gegen Süßigkeiten. Klagen über Bauchschmerzen und Hungergefühl. Chronische Obstipation. Hautbelastung wie Ekzem, Neurodermitis bei Neigung zur Superinfektion mit übelriechenden, klebrigen Sekreten.

Dosierung: D12, 2 × täglich 1 Tablette
D30, 1–2 × wöchentlich 1 Tablette

Kalium carbonicum

Blasses, schwächliches, wärmebedürftiges Kind. Starkes Schwitzen, auch bei geringster Anstrengung sowie nachts. Rezidivierende Atemwegsinfekte.
Deutliche Verschlechterung der Beschwerden durch Kälte und Zugluft; Besserung durch Wärme und in Ruhe.

Dosierung: D12, 2 × täglich 1 Tablette
D30, 1–2 × wöchentlich 1 Tablette

Lycopodium

Geistig sehr lebhaft, aber mißtrauisch und oft eifersüchtig; bei Widerspruch aufbrausend und aggressiv.
Zunächst Heißhunger, nach wenigen Schlucken und Bissen satt. Rezidivierende Magen-Darmleiden, Blähungsdyspepsie mit Abgang von reichlich Winden. Starkes Verlangen nach Süßigkeiten.

Dosierung: D 12, 2 × täglich 5 Globuli
D 30, 1–2 × wöchentlich 5 Globuli

Magnesium carbonicum

Überängstlich schreiendes Kind; hat keine Ausdauer und keine Widerstandskraft. Allgemeine Frostigkeit, Neigung zu Erkältungen; macht morgens einen sehr unausgeschlafenen Eindruck. Rezidivierende Gastro-Enteritiden mit säuerlich riechendem Erbrochenem und Durchfall; Unverträglichkeit von Milch.

Dosierung: D 12, 2 × täglich 5 Globuli
D 30, 1–2 × wöchentlich 5 Globuli

Natrium chloratum

Verschlossenes, abweisendes, weinerliches, schüchternes Kind, das sich zurückzieht (»stiller Kummer«); es vergißt keinen Tadel und keine Beleidigung. Reagiert insgesamt sehr emotional, auch mit Weinen; möchte nicht behandelt werden. Hastige Reaktionen.
Sehr guter Appetit – insbesondere auf salzig-würzige Speisen – ohne Gewichtszunahme. Die trockene Haut und Schleimhaut disponieren zu Ekzem und Asthma bronchiale.

Empfindlich gegen Zugluft, aber Unverträglichkeit von Hitze. Verschlechterung durch Sonnenbestrahlung, am Meer.

Dosierung: D12, 2× täglich 5 Globuli
D30, 1–2× wöchentlich 5 Globuli

Phosphorus

Sehr lebhaftes, auch geistig bewegliches Kind (Stillerscher Habitus); überempfindlich gegen Sinneseindrücke, große Schreckhaftigkeit. Bedürfnis nach Aufmerksamkeit und Kontakt. Auch nach kurzen Phasen großer Anstrengung erfolgt eine rasche Erschöpfung, wobei schon kleine Ruhepausen erholsam wirken.
Auffallend sind die schwer stillbaren Blutungen und die Hämatombildung auch nach geringfügigen Traumen. Neigung zu erschöpfenden Durchfällen.
Verlangen nach Gesalzenem und kalten Getränken.

Dosierung: D12, 2× täglich 5 Globuli
D30, 1–2× wöchentlich 5 Globuli

Pulsatilla pratensis

Zartes, feines Kind mit hellblonden, dünnen Haaren, empfindsam und sehr weinerlich (»Heulsuse«). Beständiges Klagen über Frieren bei Hitzeunverträglichkeit.
Erkältungsneigung; alle Sekretionen sind mild; verträgt keine fetten Speisen.
Möchte sich ständig im Freien aufhalten.

Dosierung: D12, 2× täglich 5 Globuli
D30, 1–2× wöchentlich 5 Globuli

Sulfur

Gut genährtes und gewachsenes Kind (kräftige Statur), unleidlich, nörgelnd und unzufrieden (Typ I).
Schlankes, geistig weniger bewegliches Kind, das schnell ermüdet (Typ II).
Beständige Hautprobleme; die Haut wirkt unrein und schmutzig, übler Körpergeruch. Fühlt sich immer zu heiß. Großer Appetit insbesondere nach gewürzten Speisen mit auffallender Müdigkeit nach dem Essen; Abneigung gegen Milch.

Dosierung: D 12, 1 × täglich 1 Tablette
D 30, 1–2 × wöchentlich 1 Tablette

CAVE: Sulfur in höheren Potenzen kann z. T. erhebliche Erstreaktionen auslösen!

Strychnos ignatii (Ignatia)

Kapriziöse und eigenwillige Kinder mit auffallendem Stimmungswechsel und ständigem Seufzen; widersprüchliches Verhalten, launisch.
Verhaltensauffälligkeiten als Folge von psychischen Traumen. Ausgeprägte Empfindlichkeit gegen Geräusche.

Dosierung: D 12, 2 × täglich 5 Globuli
D 30, 1–2 × wöchentlich 5 Globuli

Thuja occidentalis

Träges, unzufriedenes, aber doch sehr empfindsames und leicht verletzbares Kind; beständig frierend mit klebrigen Schweißen.
Starke Hautbelastung (Verrucae, Polypen, Papillome); seborrhoische Haut. Erkrankungen als Folgezustand von

chronischen Infekten (NNH, Bronchien, Blase) und Impfungen (z. B. Auftreten eines Ekzems).
Ausgeprägte Verschlechterung durch Feuchtigkeit und Kälte; Befindensbesserung durch Ingangkommen von Sekretionen.

Dosierung: D 12, 2 × täglich 5 Globuli
D 30, 1–2 × wöchentlich 5 Globuli

Hinweis: Bei besonders guter Übereinstimmung des Phänotyps (personotroper Bereich) hat sich die Arzneistärke »LM VI« 1 × täglich 3 Globuli bewährt. Die Anwendung kann über mehrere Monate unter Zwischenschaltung von 8–14tägigen Therapiepausen erfolgen.

Nosoden*

Nosoden werden als Zwischenmittel bei chronischen Krankheiten eingesetzt, auch um ein besseres Ansprechen der konstitutiotropen Homöopathika zu bewirken.

Tuberkulinum (Koch)

Schlankes, wenig leistungsfähiges Kind, müde, leicht erschöpfbar; »unruhiger Geist«. Ständiger Wechsel der Symptomatik. Große Anfälligkeit gegen Klimawechsel und Kälte.

Dosierung: D 30, D 200 (s. u.)

* Vgl. *G. Köhler*: Lehrbuch der Homöopathie. Band I. 5. Aufl. Hippokrates Verlag, Stuttgart 1988

Psorinum

Eher schlankes, frostiges Kind; psychisch belastet (Minderwertigkeitsgefühle).
Atopischer Formenkreis, wechselweises Auftreten von Haut-(Ekzem) und Schleimhaut-(Asthma bronchiale)Erkrankungen.

Dosierung: D30, D200 (s. u.)

Medorrhinum

Reizbares, überempfindliches Kind; Konzentrationsstörungen; neurotische Züge.
Rezidivierende Entzündungen (Schleimhautkatarrhe) der Atemwege und des Uro-Genitaltraktes; Hautbelastung (Verrucae, Polypen).

Dosierung: D30, D200 (s. u.)

Luesinum

Unruhiges, phasenweise aggressives Kind, auch boshaft, hinterlistig. Zerstörungswut.
Wichtiges Mittel bei Verhaltensstörungen.

Dosierung: D 30, D200 (s. u.)

Dosierungshinweis: D30 im Abstand von 4 Wochen, insgesamt 3 × sowie abschließend D200 1 × (jeweils 5 Globuli als Einmalgabe).
Alternativ: D200 in mehrmonatigen Abständen.

XVIII Eigenblut-Behandlung

Als biologische Basistherapie kann die Behandlung mit Eigenblut bezeichnet werden. Sie ist insbesondere bei Schleimhauterkrankungen (Heuschnupfen, Asthma bronchiale; rezidivierende Harnwegsinfekte) sowie bei Hauterkrankungen (Akne vulgaris, Neurodermitis, Ekzem) sowie Folgezustände von Infekten (z. B. Zustand nach Pneumonie) indiziert. Im Hinblick auf die empirischen Beobachtungen wird sie als eine unspezifische Umstimmungstherapie verstanden. Dabei werden folgende Möglichkeiten genannt, die entsprechend dem Alter des Kindes eingesetzt werden können.

- Eigenblut: venös entnommenes Eigenblut (0,2–0,5 ml) wird allein oder zusammen mit einem Arzneimittel (siehe unten) i. m. injiziert (ältere Schulkinder, Jugendliche).
- Eigenblutnosode: kapillär entnommenes Eigenblut (1 Tropfen) wird nach homöopathisch-pharmazeutischen Vorschriften weiter verarbeitet (potenziert) und als Dilution peroral appliziert (Säuglinge, Kleinkinder).

Eigenblut

Möglich ist die Behandlung mit Eigenblut (0,2–0,5 ml) zusammen mit
Formica rufa D 6 oder D 12
im wöchentlichen Wechsel mit
Cortison D 12 oder D 30
als Mischinjektion i. m. über 10 Wochen. Nach einer vierwöchigen Pause kann die Behandlung erneut durchgeführt werden.

Eigenblutnosode

1 Tropfen Patientenblut
+
99 Tropfen Ethanol 36%:
gemischt und 10 × kräftig
geschüttelt → C1 (= erste Centesimalpotenz).

1 Tropfen C1
+
99 Tropfen Ethanol 36%:
gemischt und 10 × kräftig
geschüttelt → C2 (= zweite Centesimalpotenz).
usw.

(Die Herstellung der benötigten Potenzen kann über die Apotheke als Rezeptur hergestellt werden, wobei der Ausgangsstoff die 1. Centesimalpotenz darstellt.)

Übliche Arzneistärken (Potenzen) und deren *Dosierung* sind

C5: 3 × pro Woche morgens nüchtern 5 Tropfen,
C7: 2 × pro Woche morgens nüchtern 5 Tropfen,
C9: 2 × pro Woche morgens nüchtern 5 Tropfen,
C12: 1 × pro Woche morgens nüchtern 5 Tropfen;
jeweils über 4 Wochen.

Literaturhinweise

Als Basistext empfiehlt sich für das vorliegende Buch

Wiesenauer, M.: Praxis der Homöopathie, Hippokrates, Stuttgart 1985.

Als weiterführende Literatur – allgemein und speziell – empfehlen sich

Borland, D. M.: Kindertypen. 3. Aufl. Arkana, Heidelberg 1988

Braun, A.: Methodik der Homöopathie, 3. Aufl. Iso, Regensburg 1985

Charette, G.: Homöopathische Arzneimittellehre, 2. Aufl. Hippokrates, Stuttgart 1985

Gawlik, W.: Homöopathie und konventionelle Therapie. Hippokrates, Stuttgart 1988

Imhäuser, H.: Homöopathie in der Kinderheilkunde. 8. Aufl. Haug, Heidelberg 1987

Köhler, G.: Lehrbuch der Homöopathie, Band 1, 5. Aufl. Hippokrates, Stuttgart 1988

– Lehrbuch der Homöopathie, Band 2, Hippokrates, Stuttgart 1986

Mezger, J.: Gesichtete homöopathische Arzneimittellehre, 5. Aufl. Haug, Heidelberg 1984

Quilisch, W.: Die homöopathische Praxis, 3. Aufl. Hippokrates, Stuttgart 1987

Schimmel, K.-Ch. (Hrsg.): Lehrbuch der Naturheilverfahren, Band 1, Hippokrates, Stuttgart 1986

– Lehrbuch der Naturheilverfahren, Band 2, Hippokrates, Stuttgart 1987

Periodika

Allgemeine homöopathische Zeitung, Haug Verlag, Heidelberg

Erfahrungsheilkunde, Haug Verlag, Heidelberg

Ärztezeitschrift für Naturheilverfahren, Med.-lit. Verlag, Uelzen

Zeitschrift für Phytotherapie, Hippokrates Verlag, Stuttgart

Therapeutikon, G. Braun Verlag, Karlsruhe

Adressenverzeichnis

Deutscher Zentralverein homöopathischer Ärzte (DZVhÄ)
Linkenheimer Landstraße 113, 7500 Karlsruhe 31

Gesellschaft der Ärzte für Erfahrungsheilkunde
Fritz-Frey-Straße 21, 6900 Heidelberg

Zentralverband der Ärzte für Naturheilverfahren (ZÄN)
Bismarckstraße 3, 7290 Freudenstadt

Über diese Adressen können die Termine für die Fortbildungsveranstaltungen in der Bundesrepublik Deutschland einschließlich Berlin-West erfragt werden.

Alle drei Ärzte-Gesellschaften veranstalten auch die Weiterbildungskurse für die Zusatzbezeichnungen »Homöopathie« und »Naturheilverfahren«.
Die Genehmigung zum Führen der Titel wird von der zuständigen Landesärztekammer ausgesprochen.

Arzneimittelverzeichnis

Sachverzeichnis

ie Pentarkane® sind Beispiele dafür. Diese Arzneimittel
ngsmittel“). Bei jeweils gleichem Hauptanwendungsgebiet

Cinnabaris Pentarkan®

Ptk. 31 –Tabletten–

Zus.: 1 Tabl. enth.: Cinnabaris D2 25 mg, Hydrastis D3 25 mg, Kalium bichrom. D3 25 mg, Echinacea ang. D1 25 mg, Barium chlor. D3 25 mg

Anw.: **Bei chronischer Mandelentzündung, Entzündung der Nebenhöhlen und Schnupfen**

Das Anwendungsgebiet des Leitmittels und der vier Ergänzungsmittel leitet sich aus den in der Homöopathie bekannten Arzneimittelbildern ab.

Das Leit- und die vier Ergänzungsmittel:	Zum Arzneimittelbild gehören:
Cinnabaris	Nasen- und Nebenhöhlenkatarrhe, Halsentzündungen
Hydrastis	Schleimhauteiterung auch mit Geschwürbildung; Polypen
Kalium bichromicum	Schleimhautentzündung der Atemwege
Echinacea angustifolia	Steigerung der körpereigenen Abwehrkräfte
Barium chloratum	Rezidivierende Mandelentzündungen

Dos.: Soweit nicht anders verordnet, werden 3mal tgl. 1–2 Tabletten eingenommen. Bei akuten Prozessen sind die einzelnen Gaben öfter zu wiederholen, eventuell 1/2stündlich bis stündlich. Bei eintretender Besserung sollen die Gabenabstände wieder verlänger werden.[1]

Nebenw.: nicht bekannt

Wechselw.: nicht bekannt

Packungsgr.: OP mit 200 Tabletten

Homöopathische Einzelmittel lassen sich auch in sinnvol
Arzneimittel beinhalten drei (Viropect®) bzw. fünf (Penta
Bei jeweils gleichem Hauptanwendungsgebiet wird so auf

Ferrum Pentarkan®

Ptk. 45 –Tabletten–

Zus.: 1 Tabl. enth.: Ferrum metall. D2 25 mg, Chinin. arsen. D5 25 mg, Cobalt. nitr. D5 25 mg, Mangan. acet. D5 25 mg, Acidum phos. ∅ = D1 2,5 mg

Anw.: **Zur Unterstützung der Wiedergenesungsphase**

Das Anwendungsgebiet des Leitmittels und der vier Ergänzungsmittel leitet sich aus den in der Homöopathie bekannten Arzneimittelbildern ab.

Das Leit- und die vier Ergänzungsmittel:	Zum Arzneimittelbild gehören:
Ferrum metallicum	Blutarmut
Chininum arsenicosum	Schwächezustand; Blutarmut
Cobaltum nitricum	Lahmheitsgefühl der Beine
Manganum aceticum	Blutarmut und Schwäche
Acidum phosphoricum	Geistige und körperliche Erschöpfungszustände; Kalkstoffwechselstörungen

Dos.: Soweit nicht anders verordnet, werden 3mal tgl. 10 Tropfen eingenommen. Bei akuten Prozessen sind die einzelnen Gaben öfter zu wiederholen, eventuell 1/2stündlich bis stündlich. Bei eintretender Besserung sollen die Gabenabstände wieder verlängert werden.[1]

Nebenw.: nicht bekannt

Wechselw.: nicht bekannt

Packungsgr.: OP mit 200 Tabletten

[1]Bei Kindern ist es oft sinnvoll, die Tablette bzw. das Pulver in 3–4 l

er Weise zu sogenannten Komplexmitteln kombinieren (s. a. Einleitung S. 1
kane®) in der Homöopathie bewährte Einzelmittel, die sich im Hinblick auf ei
ne größere Palette von Einzelsymptomen abgezielt. Dies erleichtert die Arznei

Stramonium Pentarkan®

Ptk. 83 –Tropfen–

Zus.: 100 g enth.: Stramonium D5 10 g, Ignatia D5 10 g, Calc. phos. D6 1 g, Zincum val. D5 10 g, Passiflora incarnata ∅ 50 g, 65 Vol.-% Alkohol

Anw.: **Beruhigungsmittel für Kinder**

Das Anwendungsgebiet des Leitmittels und der vier Ergänzungsmittel leitet sich aus den in der Homöopathie bekannten Arzneimittelbildern ab.

Das Leit- und die vier Ergänzungsmittel:	Zum Arzneimittelbild gehören:
Stramonium	Krankheiten mit Beeinträchtigung seelischer Funktionen
Ignatia	Nervöse Störungen
Calcium phosphoricum	Appetitstörung
Zincum valerianicum	Nervöse Schlafstörung mit „unruhigen Beinen"
Passiflora incarnata	Schlafstörung, Unruhezustände

Dos.: Soweit nicht anders verordnet, werden 3mal tgl. 10 Tropfen eingenommen. Bei akuten Prozessen sind die einzelnen Gaben öfter zu wiederholen, eventuell 1/2stündlich bis stündlich. Bei eintretender Besserung sollen die Gabenabstände wieder verlängert werden.[1]

Nebenw.: nicht bekannt

Wechselw.: nicht bekannt

Packungsgr.: 50 ml

n lauwarmen Wasser aufzulösen, bzw. die Tropfen entsprechend zu verdünnen.

Deutsche Homöopathie-Union, DHU Karlsruhe
Fixe Kombination homöopathischer Einzelmittel (Komplexmittel) in der Pädiatrie

). Viropect® und die Pentarkane® sind Beispiele dafür. Diese
e Leitindikation („Leitmittel") ergänzen („Ergänzungsmittel").
nittelwahl gerade in der täglichen Praxis.

Viropect®

–Pulver–

Zus.: 100g enth.: Ipecacuanha D3 10g, Drosera D1 10g, Cuprum acet. D3 10g, Saccharose, Lactose 70g

Anw.: **Bei Keuch- und Krampfhusten, besonders im Säuglings-, Kleinkindes- und Kindesalter**

Das Anwendungsgebiet des Leitmittels und der zwei Ergänzungsmittel leitet sich aus den in der Homöopathie bekannten Arzneimittelbildern ab.

Das Leit- und die zwei Ergänzungsmittel:	Zum Arzneimittelbild gehören:
Ipecacuanha	Keuchhusten, Bronchitis, Bronchialasthma
Drosera	Entzündung der Atemwege und besonders Keuchhusten
Cuprum aceticum	Keuchhusten

Dos.: Soweit nicht anders verordnet, werden 2- bis 3mal stündlich 1 Messerspitze Pulver trocken oder in Flüssigkeit verabreicht. Bei stärkerem Husten in kürzeren Abständen.[1]

Nebenw.: nicht bekannt

Wechselw.: nicht bekannt

Packungsgr.: 20g Pulver